Knaur® Krimi

Herausgegeben von Dietlind Vetter

W0270805

Ein vertrackter Fall für die junge Hauptkommissarin bei der Stuttgarter Mordkommission Elfriede Schuhmann. Sie steckt obendrein gerade tief in einer Ehekrise und kann sich nicht so recht darauf konzentrieren, wer die Drogistin Beate Hübner aus Beelen in einer Stuttgarter Grünanlage umgebracht haben könnte. Die Spur führt in die nordwürttembergische Provinz, wo das Opfer gelebt hat, und das macht für Elfriede Schuhmann alles nur noch schlimmer. Denn dort hat sie einen Mann kennengelernt, der ihr seither nicht mehr aus dem Kopf geht. Wird sie diesmal diesem jungen Journalisten und ihren männlichen Kollegen beweisen können, daß sie letzten Endes gar kein so »schlechter Bulle« ist?

Lydia Tews ist mit Anfang Dreißig vermutlich Deutschlands jüngste Krimiautorin. Ihrem ersten Buch bescheinigte der *Cosmopolitan* »soziale Glaubwürdigkeit«. Die Schriftstellerin und Herausgeberin der alternativen Stadtzeitung »Gegen-Druck« in Schwäbisch Gmünd hat dieses Lob verdient: Sie schreibt engagiert und sozialkritisch, ohne dabei die Krimispannung zu vernachlässigen, getreu ihren Vorbildern Sjöwall/Wahlöö, Richard Hey und Felix Huby. Und das »kleine Abenteuer«, das Krimikritiker Rudi Kost in ihrem ersten Roman so schmerzlich vermißte, holt ihre Kommissarin jetzt nach.

Von Lydia Tews erschien ebenfalls als *Knaur Krimi:*

»Sie sind ein schlechter Bulle, gnädige Frau!« (Band 4932)

Originalausgabe

Umschlaggestaltung und Foto Rambow, Lienemeyer, van de Sand
Satz IBV Lichtsatz KG, Berlin
Druck und Bindung Hanseatische Druckanstalt GmbH, Hamburg
Printed in Germany · 1 · 9 · 783
ISBN 3-426-04941-4

1. Auflage

Lydia Tews

Leichen brauchen kein Make-up

Kriminalroman

Knaur

Dies ist ein Roman. Namen, Orte und Ereignisse sind frei erfunden. Sollte sich trotzdem jemand wiedererkennen, dann ist das nicht immer ein Grund, stolz darauf zu sein.

1. Kapitel

So konnte es nicht weitergehen! Das wußte er ganz genau. So nicht. Allein schon der Gedanke verursachte Panik in ihm. Langsam vom Magen her aufsteigende Panik, die immer stärker Besitz von ihm ergriff und ihm schließlich den Schweiß aus allen Poren preßte. Nervös rieb er sich die linke Hand am Schenkel trocken, während er mit der Rechten das Steuer hielt. In einer scharfen Rechtskurve schlitterte er mit den linken Rädern über den Mittelstreifen und hätte um ein Haar einen entgegenkommenden LKW gerammt. Hart riß er das Steuer herum. Hupen jaulten auf, Lichter blinkten ihn vorwurfsvoll an.
Scheiße! fluchte er. Ein Unfall, das hätte gerade noch gefehlt. Heute, ja, heute abend mußte endlich Schluß gemacht werden. Schluß für immer. Monoton murmelte er die Worte vor sich hin, so als wollte er sich die Verse eines Gedichtes einprägen.
Ein leichter Nieselregen schlug gegen die Scheiben. Auch das noch. Alles schien sich gegen ihn verschworen zu haben. Erst der platte Autoreifen, jetzt der Nieselregen und dann noch diese verfluchte Sache, mit der endlich Schluß gemacht werden mußte. Wie in einem Film sah er sich plötzlich hinter dem Lenkrad sitzen und sich nervös durch das Haar fahren. Seine sonst so gepflegte Frisur bekam um die Stirn herum fettige Strähnen. Unter den Achseln wuchsen die dunklen Flecken. Hastig sah er sich an der Zigarette ziehen. Mensch Mann, du spinnst ja, sagte er zu sich selbst. Du machst dich doch selbst verrückt. Alles, was du heute abend vorhast, ist sorgfältig geplant. Dir kann doch überhaupt nichts passieren. Kein Grund zur Aufregung. Während er sich selbst beruhigende Worte zusprach, merkte er, wie seine Nervosität wuchs; wie er immer unruhiger wurde. Er kam sich vor wie ein Kentaur, der mit sich selbst durchging. Minuziös beobachtete er, wie er langsam die Kontrolle über sich selbst verlor. Und das Schlimmste war, er konnte nichts dagegen tun.
Vor ihm tauchten die Rückleuchten eines LKW auf. Scharf trat er auf die Bremse, dann setzte er den Blinker und zog seinen Wagen vorbei. Das entgegenkommende Fahrzeug fuhr schnell. Mit knap-

per Not konnte er wieder rechts einscheren. Dabei schnitt er den hinter ihm fahrenden LKW. Schon wieder Mist gebaut, fluchte er; er, der normalerweise ein rasanter Fahrer war und schnelle Autos liebte. Spritzig nannte er das.
Das, was er heute abzog, konnte man beim besten Willen nicht spritzig nennen. Das war nicht mal Mittelklasse. Wütend trat er aufs Gaspedal. Normalerweise war das Autofahren für ihn die angenehmste Erholung. Wenn er aus dem Auto stieg, hatte er oft sogar das Gefühl, etwas geleistet zu haben. Etwas, was seinem Selbstbewußtsein Auftrieb gab. Heute war das anders. Da wünschte er sich, er wäre endlich am Ziel. Nein, nicht am Ziel, denn dann gab es für ihn keinen Ausweg mehr.
Eigentlich war es gar nicht seine Art, sich so gehen zu lassen. Ihm fehlte einfach die Erfahrung, wie man sich verhält, wenn man durchzudrehen beginnt. Eigentlich drehte er nie durch. Sein Wahlspruch lautete: Das Leben ist ein Spiel, und wer es recht zu spielen weiß, der kommt ans große Ziel. Etwas platt, das gab er zu, aber bisher hatte er immer kräftig mitgemischt und war nie auf der Strecke geblieben. Er hatte Erfolg gehabt. Auch bei Frauen. Und gerade das wurde ihm jetzt zum Verhängnis.

Als er sie zum erstenmal gesehen hatte, war er mit seinen Freunden beim Skat gesessen. Wie unter Männern so üblich, hatten sie kräftig um die Wette gebalzt. Kaum war die Frau nach draußen gegangen, hatten sie, ebenfalls wie üblich, eine zotige Bemerkung nach der anderen gemacht. Von ihren Titten, ihrem Arsch und vom Aufreißen war da die Rede gewesen. Als die Frau zurückkam, flirteten alle drei wie die Internatsschüler. Mit spöttischem Lächeln hatte die Frau die Männergruppe beobachtet und sich, so schien es, köstlich dabei amüsiert. Scharf waren sie alle drei gewesen, aber er hatte den Sieg davongetragen, was übrigens nicht besonders schwer gewesen war. Wenn er sich mit seinen gleichaltrigen Kumpels verglich, dann konnte er wahrlich zufrieden sein. Kaum hatten sie die Dreißig überschritten, setzten sie Fett an. Zu dem schwabbeligen Bauch gesellte sich eine beginnende Glatze und solide Kleidung, die von der Ehefrau ausgesucht wurde. Kein Wunder, daß sie behäbig und langweilig wurden und keinen Anreiz für eine hübsche junge Frau boten.
Bei ihm war das anders. Obwohl er auch schon über dreißig war, hatte er die Figur eines Zwanzigjährigen. Sein braunes Haar war modisch geschnitten und so dicht, wie Haare zu sein haben. Im Sommer lag er an den Wochenenden auf dem Balkon und ließ sich bräunen. Deshalb sah er immer aus, als käme er gerade aus dem Ur-

laub. Und seine Kleidung – da hatte ihm niemand etwas dreinzureden, denn er verfügte über einen sicheren Geschmack und war auch bereit, für seine Garderobe einiges anzulegen. Und er mußte nicht knausern. Seine Kumpel verdienten zwar auch nicht schlecht, knabberten aber alle an den Raten für das Einfamilienhaus herum, dem verbrieften Glück für ein bürgerliches Familienleben.

Aus der ersten gemeinsamen Nacht mit seiner Eroberung wurden zwei, dann drei Nächte und schließlich ein ganzer Monat. Irgendwann wollte sie ein ganzes Wochenende mit ihm verbringen, und das ging dann nun wirklich zu weit. Für den Abend ließen sich immer Ausreden erfinden, aber für das Wochenende... Schließlich lebte er nicht allein und konnte über seine Zeit nicht frei verfügen. Man hat ja auch Verantwortung; und vor allem, wie sollte das überhaupt weitergehen? Nach dem Wochenende hätte sie vermutlich verlangt, daß er mit ihr in Urlaub fuhr. Irgendwo mußte man da einfach die Grenze ziehen. Und auf die Dauer läßt sich ein solches Verhältnis sowieso nicht geheimhalten.

Er hatte ihr das alles gesagt. Ihre Reaktion hatte ihn total überrascht. Plötzlich war sie aufgesprungen und hatte zu heulen begonnen. Sie mußte sich von dieser Episode mehr versprochen haben als er. Aber das konnte er ihr natürlich nicht sagen. Statt dessen hatte er versucht, sie mit logischen Argumenten davon zu überzeugen, daß sie auf ihn keinen Anspruch hatte. Aber ihre Forderungen waren immer heftiger geworden. An manchen Abenden hatten sie sich nur noch angeschrien. Dabei hätte ihre Beziehung so harmonisch verlaufen können. Aber es war immer schlimmer geworden. Wie eine Klette hatte sie sich an ihn gehängt, ihn mit Telefonanrufen schikaniert und ihm sogar einen Brief geschrieben. Einmal war sie doch tatsächlich an seinem Skatabend aufgetaucht und hatte sich zu ihm an den Tisch gesetzt. Seine Kumpel feixten und machten anzügliche Bemerkungen.

Das war gewesen, nachdem er ihr mit irgendwelchen Ausreden immer wieder abgesagt hatte. Damals hatte er sich noch eingeredet, sie werde schon von sich aus einsehen, daß er von ihr genug hatte. Doch je mehr er sich von ihr distanzierte, desto stärker hatte sie sich an ihn geklammert.

Nun war die Situation unerträglich geworden. Nachdem sie gedroht hatte, ihr Verhältnis mit ihm publik zu machen, war der Ofen total aus.

Das Dumme war, daß er selbst immer wieder geschwankt und ihr Hoffnungen gemacht hatte. Oft hatten sie sich nach einem heftigen

Streit wieder in den Armen gelegen und einander um Verzeihung gebeten. Gerade in solchen Situationen hatte er ihr immer wieder versichert, es werde doch noch alles gut, obwohl er selbst nicht genau wußte, was er damit eigentlich sagen wollte.
Heute sollte es nun das letzte Mal sein, daß dieses idiotische Stück auf dem Spielplan stand. So konnte es nicht weitergehen. Heute mußte endlich Schluß gemacht werden.
Schluß für immer. Darum war er auch bereit, sich ein letztes Mal mit ihr zu treffen.

Dreimal kurvte er über den Parkplatz, bis er eine Lücke entdeckte. Mit quietschenden Reifen scherte er ein und schnitt dem blauen Capri eine Grimasse, der ebenfalls auf diesen Parkplatz einbiegen wollte, aber langsamer gewesen war. Als er den Wagenschlüssel abzog, war seine Angst verflogen. Plötzlich war ihm ganz unverständlich, wovor er sich gefürchtet hatte. Im Prinzip war alles ganz einfach. Er verstand gar nicht, warum er sich so aufgeregt hatte.
Er schlenderte auf das Café zu, in dem sie verabredet waren. Es wunderte ihn, daß er sogar ein zaghaftes Pfeifen zustande brachte, kläglich zwar und falsch, aber immerhin. Durch die hell erleuchteten Scheiben sah er sie an einem runden Tischchen sitzen. Mit einer Hand rührte sie in ihrem Kaffee, mit der anderen hielt sie eine Strähne des halblangen Haars und wickelte sie um den Zeigefinger. Er stieß die gläserne Tür auf und betrat das Café.

2. Kapitel

Elfriede Schuhmann öffnete die Tür und trat auf den Flur, der nahtlos in das geräumige Wohnzimmer überging. Mit Zeige- und Mittelfinger fuhr sie sich über die Augenbraue. Das tat sie immer, wenn sie nervös, unzufrieden oder ärgerlich war. Diesmal war sie unzufrieden und ärgerlich. Sie sah sich in dem Raum um. Viel zu sehen gab es nicht. Eine moderne Einrichtung aus Kiefernholz, eine Wohnlandschaft aus Cord, ein paar Bilder an der Wand, am Fenster Kakteen und vertrocknete Blattpflanzen. Rechts die Eßecke mit hochlehnigen Stühlen. Wer nicht genau hinsah, hätte sicher den umgekippten Aschenbecher, die Glasscherben auf dem Teppich und den nassen Fleck an der Wand bei der Eßecke nicht einmal bemerkt. Elfriede Schuhmann hatte schon Wohnungen gesehen, die sich in

einem viel schlimmeren Zustand befanden. Als Hauptkommissarin bei der Mordkommission in Stuttgart war sie es gewohnt, in verwüsteten Wohnungen zu stehen. Doch diese Wohnung war nicht verwüstet. Wieder strich sie sich mit Zeige- und Mittelfinger über die Augenbraue und zog verbittert die Mundwinkel zusammen. Das hier war ihre eigene Wohnung.
Vorsichtig ging sie mit nackten Füßen in das Kinderzimmer zurück und schlüpfte in die Hausschuhe. Auf der Klappcouch lag das zerknüllte Besucherbett, in dem sie heute nacht geschlafen hatte. Eigentlich kein Fall für eine Kommissarin, überlegte sie, als sie wieder im Wohnzimmer stand und sich eine Zigarette anzündete. Tatzeit klar, Tatort und Motiv – alles klar. Das Problem war aber deshalb noch lange nicht aus der Welt.
Sie war allein in der Wohnung. In der Küche schaltete sie die Kaffeemaschine an. Einem inneren Impuls folgend, wollte sie als erstes Ordnung schaffen; die verstreuten Kippen aufsaugen, die Glasscherben einsammeln und den Cognacfleck von der Wand waschen.
Nein, sagte sie trotzig und marschierte ins Bad. Unter der Dusche ging sie in Gedanken den gestrigen Abend nochmals durch. Sie tat es gründlich und präzise, so, wie sie es von ihrer täglichen Arbeit her gewohnt war.
Angefangen hatte es ganz harmlos. Sie saß mit ihrem Mann vor dem Fernseher. Aber sie sahen beide nicht hin. Das Programm war nur eine Geräuschkulisse. Während ihr Mann in einer Fachzeitschrift blätterte, las sie einen Artikel in einer neuen ökologischen Zeitschrift. Dort stand etwas über die beabsichtigte Trockenlegung eines Sumpfes und eine Bürgerinitiative, die sich dagegen zur Wehr setzte. Irgendwie waren sie dann in eine Diskussion geraten. Es ging darum, ob es wichtiger sei, die Natur dem Menschen zu opfern oder den Menschen die Natur. Sie selbst war der Meinung, daß der Mensch sich nur in einer gesunden Natur entwickeln könne, und nicht die Natur geopfert werden müsse, damit der Mensch unmenschliche Monumente aus Stahl und Beton bauen könne.
Wie sie von diesem Thema auf ihr Zusammenleben gekommen waren, wußte Elfriede Schuhmann nicht mehr genau. Eins wußte sie aber: diese Auseinandersetzung war schon lange fällig gewesen, obwohl beide in scheinbarer Harmonie nebeneinanderher gelebt hatten, ohne sich zu streiten oder gegenseitig auf den Wecker zu fallen, aber auch ohne innere Anteilnahme. Es war eine beziehungslose Beziehung geworden.
Irgendwann hatten sie sich dann angeschrien, und schließlich, als

Worte nicht mehr ausgereicht hatten, ging eine Flasche zu Bruch. Danach waren beide ernüchtert zu Bett gegangen. Seine Worte jedoch waren ihr wörtlich im Gedächtnis geblieben. »Du glaubst gar nicht, wie du mich anödest«, hatte ihr Mann gesagt. »Ich bin froh, wenn ich Außendienst habe und woanders übernachten kann.« So ähnlich ging es ihr auch. Wenn ihr Mann zu Hause war, trödelte sie im Büro herum, ging mit Kollegen noch ein Bier trinken, obwohl sie sich aus derartigen Geselligkeiten nichts machte, und fühlte sich in ihrer Wohnung erst richtig wohl, wenn ihr Mann auf Reisen war.
»Und erst die Wochenenden«, hatte er geschrien, »das ist jedesmal der reinste Horror. Wenn ich dich mit deinem Gekritzel in der Ecke sitzen sehe...«
Über das Wochenende nahm sie sich meistens Arbeit mit nach Hause. Nicht, weil es unbedingt nötig gewesen wäre, sondern weil sie nicht wußte, was sie mit ihrem Mann zwei Tage lang anfangen sollte. Gesprochen wurde zwischen ihnen nur das Notwendigste, also Dinge, die den Alltag betrafen. Das Diskutieren hatten sie längst aufgegeben. Dazu waren sie zu unterschiedlicher Meinung, besser gesagt, zu unterschiedlicher politischer Überzeugung. Früher, so glaubte sie, hatten sie sich einmal gut verstanden. Doch dann waren ihre Entwicklungen auseinandergegangen. Eigentlich kein Wunder, nach über zehn Jahren Ehe.
Irgend jemand hatte einmal die Techniker als ›kognitive Monster‹ bezeichnet. Sie fand, daß dieser Begriff auch auf ihren Mann paßte. Er war Ingenieur, er lebte für den Fortschritt und war bereit, alles diesem Ziel unterzuordnen, auch den Menschen. Das begann bei der Wegrationalisierung von Arbeitsplätzen, ging über die Befürwortung von Atomkraftwerken und schloß auch die von der Wirtschaft ins Leben gerufene Entwicklungshilfe mit ein.
Um nicht ständig zu streiten, hatten sie es mit der Zeit aufgegeben, über kritische Themen zu diskutieren, bis irgendwann überhaupt kein Thema mehr übriggeblieben war.
»Ich habe dich satt. Satt bis obenhin«, hatte er geschrien, und dann war die Flasche zu Bruch gegangen. Sie erinnerte sich nicht mehr an ihre Antworten, ihren Beitrag zu dem Ehekrach. Gott sei Dank, sonst hätte sie sich vielleicht noch Vorwürfe gemacht und ein schlechtes Gewissen bekommen. Soweit sie sich erinnerte, war sie auch nicht gerade zimperlich gewesen. Eigentlich erstaunlich, überlegte sie, wie locker ich über diesen Streit hinwegkomme. Denn eines war sicher: dieser Streit konnte nicht mit einem Abendessen und ein paar guten Worten beigelegt werden. Er betraf ein

grundsätzliches Problem, nämlich ihre gegenseitige Entfremdung, die zwar schon lange spürbar war, die aber keiner wahrhaben wollte.
Sie öffnete das Fenster und streckte den Arm hinaus. Das tat sie immer, um zu testen, ob es kalt oder warm war. Es war ein warmer Herbsttag, und sie entschied sich für eine helle Cordhose und ein Polohemd mit kurzen Ärmeln.

»Da«, sagte Helmut Berger und schob Elfriede Schuhmann einen Stapel Fotografien zu.
»Hm.« Das konnte alles heißen.
»Willst du rausfahren?« Die Antwort kannte Berger im voraus. Er arbeitete seit einigen Jahren mit Elfriede Schuhmann zusammen und wußte, daß sie nur selten zum Tatort fuhr.
»Nein.«
Während sie in ihrer Kaffeetasse rührte, betrachtete sie die Frau auf der Fotografie. Sie lag mit dem Gesicht im Gras. Beine und Arme waren unnatürlich abgewinkelt. Das T-Shirt war aus dem Bund gerutscht. Braunes, halblanges Haar hing strähnig und wirr um das Gesicht.
»Bei der Toten handelt es sich um die 25jährige Beate Hübner«, las Berger aus dem Protokoll vor. »Gefunden wurde die Tote um 6 Uhr 13 auf dem Zirbelberg…«
»Wo?«
»Zirbelberg, das ist eine Grünanlage in Degerloch.«
»Weiter«, forderte Elfriede Schuhmann und biß in ihr Nußhörnchen, während sie die tote Frau auf den Fotos betrachtete. Dann besann sie sich, teilte das Hörnchen in zwei Hälften und schob den unangebissenen Teil zu Berger hinüber.
»Nein danke, ich kann jetzt nichts essen.«
»Nanu«, sagte sie. Sie war selbst erstaunt, daß es ihr schmeckte. In der Regel schlug ihr jeder Ärger auf den Magen. Sie holte sich Bergers Hälfte zurück und aß weiter.
»Also«, begann Berger nochmals. Er las: »Gefunden wurde die Tote um 6 Uhr 13 auf dem Zirbelberg von dem 56jährigen Dreher Ruprecht Robel, Zeilackerstraße 16, der sich gerade auf dem Weg zur Arbeit in die Vereinigte Glaswarenfabrik, Schrottstraße 8, befand.« Berger stieß hörbar die Luft aus. »Möchte mal wissen, was für ein Analphabet diesen Mist geschrieben hat.«
»Erzähl mal, wie es weitergeht«, forderte sie Berger auf.
»Viel zu berichten gibt es nicht. Das Interessanteste dürfte wohl die Todesursache sein.«

Elfriede Schuhmann betrachtete das Gesicht der Toten auf dem Foto. Eigentlich ein hübsches Gesicht, wenn der Mund nicht verzerrt gewesen wäre. Hohe Backenknochen, unregelmäßige Schneidezähne, große dunkle Augen. Elfriede Schuhmann sah zu Berger hinüber, der eine Kunstpause gemacht hatte, um ihre Aufmerksamkeit auf sich zu lenken.
»Es gibt keine Anzeichen von Gewalteinwirkung...«
»Dann lebt sie also noch«, unterbrach die Kommissarin, der dieses Spiel am frühen Morgen auf die Nerven ging.
Resigniert ließ Berger die Schultern hängen und griff nun doch nach dem halben Nußhörnchen. Dann goß er sich Kaffee ein und verrührte den Zucker mit dem Ende eines Bleistiftes. Angewidert sah Elfriede Schuhmann zur Seite.
»Soll ich dir den Bericht dieses Schreibkünstlers vorlesen oder es dir in meinen Worten mitteilen?«
»Verschone mich.«
»Wie gesagt, bei der Toten gab es keine Anzeichen von Gewalteinwirkung; keine Würgemale, keine blauen Flecken, keine Vergewaltigung – rein gar nichts.«
Elfriede Schuhmann fuhr sich mit Zeige- und Mittelfinger über die Augenbraue, und Berger wußte, daß er jetzt zur Sache kommen mußte.
»Sie starb an einer Nadel.«
»So?«
»Ja.«
»Hm.«
»Sag mal, was ist denn heute eigentlich mit dir los. Ist dir irgend etwas über die Leber gelaufen? Ich glaube, wir sollten erst einmal Kaffee trinken gehen.«
»Wir trinken doch schon dauernd Kaffee.«
»Stimmt. Aber irgend etwas ist mit dir heute nicht in Ordnung.«
»Stimmt. Aber dir geht es genauso.«
»Gut beobachtet.«
Es kam sehr selten vor, daß sie über ihre persönlichen Probleme miteinander sprachen. Trotzdem merkte einer dem anderen jedesmal an, wenn es privaten Ärger gab. Meistens gelang es einem von beiden, die dadurch entstandene Spannung aufzufangen. Wenn es jedoch bei beiden dicke Luft gab, klappte nichts mehr.
»Also, was ist jetzt mit dieser Nadel. War die Tote vorher in einem Handarbeitskursus?«
»Nein, auf einem Drogistenlehrgang.«
»Aha.«

»Oben auf dem Zirbelberg. Der Kursus dauert vier Tage und ist vor allem für auswärtige Drogisten gedacht. Dort oben kann man auch übernachten. Tagsüber finden die Seminare statt, und in dem angrenzenden Gebäude sind die Wohn- und Schlafräume.«
»Und was hat sie in dem Park getrieben?«
»Woher soll denn ich das wissen. Das ist ja schließlich kein Internat. Am Abend kann jeder machen, was er will.«
»Gut, und was ist jetzt mit der Nadel?«
»Laut gerichtsmedizinischem Befund«, Berger griff zu den Akten und begann vorzulesen, »drang die Nadel von hinten...«
»Nicht schon wieder«, stöhnte die Kommissarin.
»Also, die Nadel drang von hinten direkt ins Herz. Mehr wissen die Laborleute auch nicht. Die Spurensicherung hat auch nicht sehr viel ergeben. Ein paar Schuhabdrücke im Gras, glatte Ledersohle, Größe 43, das ist ungefähr alles.«
»Tatzeit?«
»22 Uhr 30 bis 23 Uhr.«
»So früh?«
»Tja«, Berger zuckte mit den Achseln. »Der Mageninhalt wird nachgereicht.«
»Und weiter?«
»Nichts. Das ist vorläufig alles.«
Schweigend saßen sie sich an ihren Schreibtischen gegenüber. Jeder hing seinen Gedanken nach. Elfriede Schuhmann fuhr sich mit der schmalen Hand durch das kurzgeschnittene Haar und fragte sich, ob ihr Mann wohl heute abend nach Hause kam. Auch Berger war unzufrieden. Das merkte sie an den gerunzelten Augenbrauen, die das einzig Unordentliche an ihm waren. Berger war Anfang Dreißig, lebte mit seiner Freundin Susanne zusammen, die vor kurzem eine Boutique eröffnet hatte, und war entsprechend modisch gekleidet. Meistens war er sehr auf sein Äußeres bedacht. Heute jedoch fuhr er sich achtlos durch den modischen Haarschnitt und kratzte sich ausgiebig am Kinn. Dann seufzte er aus voller Brust.
»Wollen wir uns jetzt gegenseitig unseren Kummer erzählen oder machen wir weiter?« fragte sie.
»Machen wir weiter«, entschied er.
»Wo waren wir denn?«
»Beim Magen.«
»Kein erfreuliches Thema.«
»Bei Gott nicht.« Berger zündete sich eine Zigarette an. »Übrigens: die Tote...«, er blätterte nach dem Namen im Protokoll, »...Beate Hübner kommt aus Beelen. Erinnerst du dich?«

Ja, sie erinnerte sich. Vor allem an den Nachbarort, ein Provinzstädtchen, das Klarenberg hieß. Dort waren sie vor einem halben Jahr mit der Aufklärung eines Mordes beschäftigt gewesen.
»Eventuell können wir dort auf alte Kontakte zurückgreifen«, versuchte Berger zu scherzen. Er hatte sie in Klarenberg morgens um halb acht aus der Wohnung eines Zeugen kommen sehen, der ihnen bei den Ermittlungen sehr hilfreich unter die Arme gegriffen hatte. Sofort hatte Berger den beiden eine Liaison angedichtet. Fast hätte er sogar recht bekommen.
»Bevor du deine alten Kontakte anleierst, würde ich erst einmal abwarten, wie sich die Sache hier entwickelt«, wies ihn die Kommissarin bissig zurecht. Gleich dazwischengehen, dachte sie, bevor er wieder mit der Stichelei anfängt. »Vorläufig sollten wir uns um den Drogistenlehrgang kümmern. Wenn ich recht informiert bin, ist das vorwiegend ein Frauenberuf. Bei deinem sprichwörtlichen Charme hast du dort bestimmt hervorragende Chancen.« Sie machte eine Pause. »Beruflich.«
»Retourkutsche angekommen, Frau Hauptkommissarin. Kommst du mit, um meinen sprichwörtlichen Charme zu genießen, oder bleibst du da?«
»Das will ich mir schon aus der Nähe ansehen«, grinste sie ihn an. »Golf oder Lancia?«
Diese Frage war ein eindeutiges Versöhnungsangebot. Sie fuhr seit ein paar Jahren einen Golf Diesel. Berger bevorzugte schnelle, sportliche Autos. Den Lancia fuhr er erst seit kurzem, nachdem er seinen BMW »enorm günstig« abgestoßen hatte. Wie allen rasanten Fahrern war es auch ihm ein Graus, in einem Kleinwagen sitzen zu müssen, der noch dazu von einer Frau gesteuert wurde.
»Wir nehmen natürlich den Lancia. Was glaubst du, was das für einen Eindruck macht, wenn du aus meinem schäbigen Golf kletterst. Die Damen dort oben legen sicher Wert auf Äußerlichkeiten.«

Damit hatte sie durchaus recht. Die jungen Damen wirkten, als hätten sie sich zu einem Malwettbewerb zusammengefunden. Rote Fingernägel, rote Lippen, gefärbte Haare, kunstvolle Frisuren, dazu eine Kleidung, die der neuesten Mode entsprach, teils elegant, teils sportlich leger.
Ob Beate Hübner ebenfalls so geschminkt gewesen war, fragte sich die Kommissarin. Auf den Schwarzweißfotos konnte man es nicht erkennen. Es tat wohl auch wenig zur Sache.
In dem Gebäude herrschte große Aufregung. Obwohl sich die Kursteilnehmer erst seit zwei Tagen kannten, zerknüllten und kneteten

fast alle nasse Taschentücher zwischen den Händen. Auch der Seminarleiter war völlig konfus und erklärte ständig, daß er alles tun werde, um mitzuhelfen, dieses entsetzliche Verbrechen aufzuklären.

Bei dieser Versicherung blieb es dann auch, denn konkret weiterhelfen oder gar den Fall aufklären konnte auf dem Zirbelberg niemand.

»Sie hat Ihnen nicht gesagt, wohin sie am Abend wollte?« fragte die Kommissarin eine sorgfältig geschminkte Frau Anfang Zwanzig.

»Nein.«

»Aber wenn man zusammen in einem Zimmer wohnt, dann spricht man doch auch miteinander.«

»Ja.«

»Aber wo Beate Hübner hinwollte, darüber haben Sie nicht gesprochen?«

»Nein.«

»Über was haben Sie sich denn in den zwei Tagen unterhalten?«

»Über... eigentlich über alles mögliche.«

»Auch über Privates?«

»Ja, natürlich.«

»Zum Beispiel?«

»Sie hatte mit sieben Jahren die Windpocken.«

Elfriede Schuhmann zündete sich eine Zigarette an und blickte in das hübsche Gesicht mit den großen, dunkel umrandeten Augen, die sie fragend anschauten.

»Gibt es irgend etwas, das uns weiterhelfen könnte?« versuchte sie es noch einmal.

Verlegen senkte ihr Gegenüber den Blick und biß auf dem Zeigefinger der linken Hand herum. Die gleiche Farbe wie der Lippenstift, stellte die Kommissarin fest.

Bei Berger sah es auch nicht viel besser aus. Er hatte wenigstens in Erfahrung gebracht, daß die Tote um 15 Uhr telefoniert hatte. Mit wem und wohin, das wußte allerdings niemand.

»Mager«, stellte die Kommissarin fest.

»Sehr mager.«

»Gehen wir essen?«

»Nanu, was brechen denn jetzt für Zeiten an? Normalerweise muß ich dich doch immer zum Essen überreden.«

Das stimmte. Sie war nur einsdreiundfünfzig und wog nie mehr als siebenundvierzig Kilo. Nicht, weil sie ständig Abmagerungskuren machte, sondern weil sie in der Regel nie Appetit verspürte. Tagsüber kam sie mit einer Kanne Kaffee und ein paar belegten Broten

aus. Abends aß sie eine Suppe, Joghurt und etwas Obst. Ihr Mann war da ganz anders. Er liebte kräftige Mahlzeiten.
»Wie hättest du es denn gerne? Italienisch? Ich kenne hier eine hervorragende Pizzeria«, schlug Berger vor. Er war ein begeisterter Koch, der sich auch in den Restaurants in und um Stuttgart gut auskannte.
Die Pizza war wirklich gut, und der Rotwein, den sie tranken, paßte hervorragend dazu.
»Komische Sache.«
»Sieht nicht nach Zufall aus«, ergänzte Berger.
»Da kommt eine Frau für vier Tage nach Stuttgart. Geht abends aus und wird fünfhundert Meter von ihrer Unterkunft entfernt mit einer Nadel im Herzen tot aufgefunden.«
»Vergiß nicht, daß sie vorher noch in der Stadt war. Am Nachmittag hat sie sich nach den Straßenbahnlinien erkundigt.«
»Entweder war sie mit ihrem Mörder verabredet...«
»...oder der Mörder hat hier mit seiner Nadel gewartet, bis jemand vorbeikommt, den er damit piksen kann.«
»Wie ist die Nadel überhaupt in den Körper gedrungen?«
»Von hinten.«
»Ich habe nicht gefragt wo, sondern wie?«
»Analysen liegen noch nicht vor, das hab' ich dir doch vorhin schon gesagt. Wir müssen also warten, bis wir etwas herausbekommen.«
»Warum sie wohl niemand erzählt hat, was sie am Abend vorhat?«
»Das hat mich auch gewundert. Mit einem Rendezvous geben solche Mädchen doch an.«
»Du meine Güte, was hast du bloß für Vorurteile?«
»Was heißt hier Vorurteile? So wie die zurechtgemacht sind, glaubt man ja, man ist auf einem orientalischen Bazar, mit dem einzigen Unterschied, daß die sich alle selber anbieten.«
»Und woher weißt du das so genau?«
»Man macht eben seine Erfahrungen«, antwortete Berger und starrte die Wand hinter Elfriede an.
»Ärger mit Susanne?« wagte sie einen Vorstoß.
»Mit der nicht, aber das ist ja gerade das Problem.« Nach dieser Andeutung hüllte er sich in Schweigen. Elfriede Schuhmann war es nur recht, wenn Berger nicht darüber sprechen wollte. Sonst war sie im Grunde immer bereit, sich die Probleme anderer anzuhören. Doch heute hatte sie genug mit sich selbst zu tun. Berger war bestimmt auch nicht in der Laune, sich ausgerechnet heute ihren Ehe-

krach anzuhören. Was soll's, sagte sie sich. Auch wenn ich es jemandem erzähle, ändern läßt sich an der Sache sowieso nichts mehr. Früher hatte sie vor jedem Streit Angst gehabt und war darum allen Auseinandersetzungen aus dem Weg gegangen. Gestern hatte sie durchaus ihren Beitrag zu dem Krach geleistet. Und eigentlich war sie froh darüber. Das, was so tagtäglich zwischen ihr und ihrem Mann abgelaufen war, konnte man wirklich nicht mehr als harmonische Ehe bezeichnen. Sie lebten nebeneinander her und hatten sich nichts mehr zu sagen. Es war lediglich noch eine Zweckgemeinschaft.

Zum Glück hatten sie keine Kinder. Im Gegensatz zu vielen anderen, glaubte sie nicht daran, daß Kinder kaputte Beziehungen kitten können.

Früher hatte sie sich davor gefürchtet, eines Tages allein leben zu müssen. Jetzt hatte sie erkannt, daß sie die ganzen Jahre über allein gewesen war. Allein in mehrfacher Hinsicht. Auch die Zahl ihrer Freunde war ziemlich reduziert. Mit den meisten konnte ihr Mann nichts anfangen, darum hatte sie die Kontakte immer mehr abgebaut, bis sie schließlich ganz aufgehört hatten. Ihre unregelmäßige Arbeitszeit ließ ihr zudem wenig Zeit, Freundschaften zu pflegen; das hatte sie sich wenigstens immer eingeredet. Jetzt, wo sie darüber nachdachte, bedauerte sie es, keinen Freundeskreis zu haben.

Sie sah zu Berger hinüber, der selbstvergessen an seiner Zigarette zog. Ein Blick in den Aschenbecher zeigte ihr, daß sie beide viel zuviel geraucht hatten und schon viel zu lange hier saßen.

»Jetzt, wo wir gerade in der Gegend sind, könnte ich mir doch eigentlich den Tatort ansehen.«

Viel zu sehen gab es da nicht. Der Park war nicht sonderlich groß, dafür waren die Bäume alt und die Büsche dicht. Der Tatort war immer noch von der Polizei abgeriegelt. Dort, wo die Leiche gelegen hatte, war das Gras markiert. Das Rasenstück, auf dem Beate Hübner gestorben war, lag an einer Weggabelung. Es sah aus, als hätte sie sich nicht entscheiden können, ob sie nach links oder rechts gehen sollte, und wäre darum geradeaus über das Gras gelaufen und dabei gestolpert. Der Rasen war dicht und wirkte sehr natürlich, mehr wie eine Wiese, die ungestört wachsen konnte und nur hin und wieder gemäht wurde. Dort, wo Beate Hübners Kopf gelegen hatte, stand eine Gruppe von Büschen mit lila Blüten. Sie verströmten einen süßlichen, unangenehmen Geruch. Diese Büsche paßten nicht so recht in das Gesamtbild des Parks, in dem vorwiegend einheimische Pflanzen wuchsen; Buchsbaumhecken, Haselnußsträucher, Ginster, Erlen, Ahorn und knorrige Eichen. Diese fremdlän-

dischen Blüten gehörten genausowenig hierher wie die weißen Markierungen im Gras, die als einziges noch darauf hindeuteten, daß hier eine Frau ermordet worden war.
»Ein hübscher Ort«, sagte Berger, der mit rückwärts geneigtem Kopf zu den dichtbelaubten Baumkronen emporsah.
»Ja, aber nicht zum Sterben.«
Der Park lag abseits der belebten Verkehrsstraßen inmitten einer ruhigen Wohngegend mit Zweifamilienhäusern aus den fünfziger Jahren. In den Vorgärten blühten die Herbstblumen. Alles wirkte etwas ländlich und ließ einen vergessen, daß diese Häuser in einer Großstadt standen.
»Meinst du, wir können dort etwas in Erfahrung bringen?« fragte Berger und deutete auf die weißen Häuser mit den typischen schrägen Dächern, die sich alle irgendwie ähnlich sahen.
»Glaub' ich kaum. Da müßt' schon nachts einer Blumen gießen, um mitzubekommen, ob sich im Park etwas abspielt.«
So war es dann auch. Die Bewohner, alle zwischen fünfzig und sechzig, hatten ausnahmslos vor dem Fernseher gesessen und sich eine Show angesehen. Shows, vor allem solche mit Beteiligung der Zuschauer, waren der große Renner. Die Teleskopie bewies, daß die Einschaltquote bei derartigen Sendungen über sechzig Prozent lag. Es schien fast, als hätten die Leute keine Probleme und alle Zeit der Welt für derlei Sinnloses. Ober hatten sie zu viele Probleme? Arbeitslosigkeit, zurückgehendes Wirtschaftswachstum, Steigerung der Inflationsrate, Wohnungsnot... Vielleicht waren die Shows deshalb ein solcher Erfolg, weil man dort gewinnen konnte. Etwas, was im täglichen Leben nur selten geschah, und wovon, in der jetzigen Zeit der Unsicherheit und Angst, jeder träumt.
»Nein, ich habe nichts gesehen und auch nichts gehört. Durch den Park gehe ich eigentlich nur, wenn ich mit der S-Bahn fahre. Wissen Sie, wir haben nämlich unseren eigenen Garten.«
Das sagte ein Frührentner, der seine Tage damit verbrachte, hin und wieder an seinem Häuschen herumzureparieren, die Blumen zu pflegen und den Rasen zu schneiden. Er trug einen Strohhut, der dort, wo er mit der Hand berührt wurde, dunkle Flecken hatte. Während er sprach, schob er den Hut in das Genick und kniff die Augen vor der Sonne zusammen. Sein Gesicht war von tiefem Braun, so wie bei Leuten, die sich den ganzen Tag im Freien aufhalten.
»Tja, dann vielen Dank.«
»Nichts zu danken.« Dann konnte er sich doch nicht die Frage verkneifen: »Ist sie vergewaltigt worden?«

»Nein.«
»Wie hat man sie denn umgebracht?«
»Der Bericht des gerichtsmedizinischen Instituts liegt noch nicht vor«, antwortete die Kommissarin kühl und wandte sich ab.
Zurück gingen sie wieder durch den Park.
»Ganz schön geil, der Alte. Hängt den Biedermann raus und beginnt zu sabbern, wenn Sex im Spiel sein könnte.«
Schweigend gingen sie eine Weile nebeneinander her, bis sie zu einer Abzweigung kamen. Berger, der am Morgen schon hier gewesen war, erklärte: »Das ist der Weg, der zum Zirbelberg führt, und hier«, er deutete geradeaus, »kommt man zur Bushaltestelle und zum Tatort.«
»Warum sie wohl nachts allein durch den Park gegangen ist? Der Weg ist doch nicht beleuchtet.«
»Wahrscheinlich war sie doch gar nicht allein«, konterte Berger.
»Du meinst, sie war mit ihrem Mörder unterwegs?«
»Sicher. Oder glaubst du, der Mörder hätte hier gesessen und stundenlang darauf gewartet, daß zufällig mal jemand vorbeikommt, den er umbringen kann?«
»Haha.«
»Schlechte Laune?«
»Das hatten wir doch schon«, entgegnete sie und rammte ihn spielerisch mit der Schulter.
Als sie aus dem schattigen Weg auf den sonnenbeschienenen Parkplatz traten, lehnte an Bergers Lancia ein Stadtstreicher. Er blinzelte in die Sonne und schien sich sehr wohl zu fühlen. Auch als sie näherkamen und er merken mußte, daß sie auf den Lancia zusteuerten, wich er nicht zur Seite, trotz Bergers aggressivem Blick.
»Sind Sie von der Polizei?« fragte er, als Berger die Autotür aufschloß.
»Ja«, antwortete Elfriede Schuhmann.
»Das habe ich mir gleich gedacht«, sagte der Mann, grinste verschmitzt und schlenderte davon.
»He, warte mal«, rief ihm Berger nach, doch der Stadtstreicher drehte sich nicht einmal um.
»Was hat denn das zu bedeuten?« fragte Berger wütend.
»Das bedeutet, daß er einer von denen ist, für die in unserer Wohlstandsgesellschaft kein Platz ist.«
»Aha.«

3. Kapitel

Als sie stadteinwärts fuhren, bekam Elfriede Schuhmann Hunger. Es war eindeutig Hunger, obwohl sie es selbst nicht fassen konnte.
»Du, ich weiß was ganz Tolles, bieg mal rechts ab.« Sie dirigierte Berger durch die Innenstadt und ließ ihn vor einer Reihe von Geschäften halten. Zu seiner Verwunderung steuerte sie nicht auf den Bäcker zu, sondern auf den Laden daneben. *Karotte – Naturkost* stand auf einem Holzschild, das an einer Kette im Wind baumelte. Das kann ja heiter werden, stöhnte Berger, der sich aus Körnerfutter rein gar nichts machte. Mit einer großen Tüte aus braunem Packpapier kam die Kommissarin zurück. Sie wühlte in der Tüte herum.
»Und das willst du essen«, angewidert zog Berger die Mundwinkel nach unten und starrte auf eine braune, längliche, in Cellophan verpackte Masse. »Fruchtschnitte aus getrockneten Aprikosen, Sultaninen, Haselnüssen, Mandeln und Honig«, las er laut vor. »Igitt!«
»Probier doch erst mal.« Elfriede Schuhmann wickelte die Fruchtschnitte aus, brach ein Stück ab und stopfte es Berger in den Mund.
»Kräftig kauen«, wies sie ihn an. »Mehr kriegst du nicht. Der Rest ist für mich!«
»Ich will aber mehr«, protestierte er plötzlich.
»Kommt überhaupt nicht in Frage.«
»Das schmeckt ja wirklich nicht schlecht. Was hast du denn noch alles drin?« Berger angelte sich die Tüte. »Was ist das?« Er hielt ein Gebäck in die Höhe.
»Ein Nußhörnchen aus biologisch-dynamisch angebautem Schrotmehl, ohne Zucker, mit Honig gesüßt.«
Er kaute schon.
»Hervorragend, aber ohne die Philosophie, die darum gemacht wird, würde es mir noch besser schmecken.«
»Die Philosophie muß man auch teuer bezahlen. Die Sachen kosten eine Menge Geld. Heh! Nicht alles auf einmal! Die andere Hälfte ist für mich.« Sie nahm ihm den Rest einfach weg.
»Warum hast du denn nur ein einziges gebracht?«
»Woher soll ich denn wissen, daß du auf makrobiotische Kost abfährst. Bisher hast du doch immer nur verächtlich die Nase gerümpft.«
»Beim Stichwort makrobiotisch ist mir immer nur Körnerfutter eingefallen. Man lernt eben nie aus.«

»Weißt du was, wir holen uns noch eine Portion. Zu arbeiten gibt es im Moment ja doch noch nichts.«
Das stimmte zwar nicht, aber momentan waren sie beide von einer Lethargie befallen, die sie lähmte. Nicht nur, weil sie privaten Ärger hatten, sondern weil der Fall eigentlich noch nicht »ihr« Fall war. Sie brauchten immer erst eine Weile, bis die Sache ins Rollen kam, das heißt, bis sie sich so in ihre Arbeit verbissen, daß sie ganze Nächte damit zubrachten. Bis jetzt war aber noch nicht einmal eine Spur zu erkennen, deshalb hatten beide noch keine Lust, sich mit dem Fall zu beschäftigen. In dieser Hinsicht waren sich beide sehr ähnlich, obwohl sie sonst nur wenig Gemeinsamkeiten hatten. Das traf sowohl auf ihr Privatleben als auch auf die Arbeit zu. Wenn es um routinemäßige Ermittlungen ging, war Berger zäh, bis zur Selbstaufgabe. Stundenlang konnte er von Haustür zu Haustür pilgern und die Leute befragen. Elfriede Schuhmann dagegen vertraute mehr auf ihre Intuition und ließ sich durchaus auch von ihren Gefühlen leiten. Sie konnte sich sehr gut auf Menschen einstellen, und es gelang ihr immer wieder, rasch Vertrauen zu erwecken.
Den Nachmittag ließen sie gemütlich ausklingen. Als Berger feststellte, daß es Dienstschluß wurde, fuhr er Elfriede Schuhmann zum Revier zurück. Ihr Golf stand auf dem polizeieigenen Parkplatz.
Als sie die Fahrertür aufschloß, kam ein Mann auf sie zu. Es war der Stadtstreicher von vorhin.
»Schönes Wetter heute«, sprach er sie an. Unschlüssig stand die Kommissarin vor der offenen Tür und sah über das Dach des Wagens zu dem Mann hinüber.
»Haben wohl Feierabend? Macht nichts. Dann vielleicht ein andermal.« Er machte aber keine Anstalten, wegzugehen. »Ich habe nämlich was für sie.«
Nun sah sich die Kommissarin den Stadtstreicher genauer an. Älter als fünfzig konnte er kaum sein. Durch das weiße Haar, das ihm wirr, aber nicht schmutzig bis auf die Schultern hing, ließ man sich leicht täuschen. In dem wettergegerbten Gesicht fielen als erstes die hellblauen Augen auf, die auch jetzt wieder verschmitzt blinzelten. Er trug eine helle Cordhose, die so weit war, daß sie von Hosenträgern gehalten werden mußte. Diese Hosenträger erinnerten Elfriede Schuhmann an Leder- oder Trachtenhosen. Sie waren aus dunklem Leder und sehr breit. Unten verzweigten sie sich und endeten in zwei Schlaufen, an denen die Knöpfe saßen. In dem enganliegenden T-Shirt und den zu großen Hosen sah er aus wie ein Zirkusclown.

»Was haben Sie denn für mich?« Sie wußte nicht recht, wie sie sich diesem Mann gegenüber verhalten sollte.
»Ich möchte Ihnen etwas geben. Aber nicht hier.« Er deutete auf das Polizeigebäude. »Wir Berber haben nicht gerne mit Bullen zu tun.«
»Warum haben Sie es mir nicht heute nachmittag gegeben?«
»Der Typ ist mir unsympathisch.«
»Kommissar Berger?«
»Ist mir gleich, wie der heißt.«
Unschlüssig stand sie noch immer vor der Autotür.
»Fahren wir doch ein Stück«, schlug der Stadtstreicher vor.
Zögernd willigte sie ein, setzte sich hinter das Lenkrad und öffnete von innen die Beifahrertür. Im Umgang mit Stadtstreichern hatte sie keine Erfahrung. Der Mann mußte ihre Unsicherheit wohl bemerkt haben, denn in seinen Augen tauchte aufs neue das schelmische Blitzen auf.
»Vielleicht können wir etwas trinken gehen«, schlug sie vor, als sie von dem Parkplatz in die Hauptverkehrsstraße bog.
»Das können wir, vorausgesetzt, Sie schämen sich nicht mit mir.«
»Nein«, sagte sie, und das war gelogen. Aber lieber saß sie mit dem Mann in einer Gaststätte, wo sie unter Menschen war, und schämte sich ein bißchen, als daß sie mit einem Unbekannten allein im Auto durch die Gegend fuhr.
Als hätte er ihre Gedanken erraten, sagte er: »Sebastian Mikoleit.«
»Elfriede Schuhmann«, antwortete sie mechanisch.

»Ja, Herr Mikoleit«, eröffnete sie das Gespräch, als sie in einer Gaststätte saßen und von den Anwesenden ausgiebig gemustert worden waren. »Was haben Sie denn jetzt für mich?«
»Das ist gar nicht so einfach zu erklären. Fangen wir einmal so an: Mein derzeitiger ständiger Schlafplatz ist der Park auf dem Zirbelberg. Letzte Nacht bin ich schon sehr früh unter meine Decke gekrochen, und nüchtern war ich auch nicht mehr.«
Ein Augenzeuge, schoß es der Kommissarin durch den Kopf.
»Aber gesehen habe ich leider nichts.«
»Erzählen Sie mal weiter«, munterte sie den Mann auf und reichte ihm die Zigaretten. Jetzt war sie wieder in ihrem Element. Sie war hier in ihrer Eigenschaft als Kommissarin und vernahm einen Zeugen.
»Dafür habe ich aber etwas gehört. Stimmen. Die Worte habe ich natürlich nicht verstanden, aber die Stimmen habe ich gehört.«
»Und weiter?«

»Das ist es eigentlich schon. Mein Schlafplatz liegt mindestens hundert Meter von der Stelle entfernt, an der die Frau ermordet worden ist. Aber nachts hört man ja bekanntlich besser als am Tag, weil die ganzen Nebengeräusche wegfallen.«
»Sind Sie nicht hinübergegangen?«
»Doch, natürlich. Aber als ich dort war, lag die Frau schon im Gras, und eine Gestalt rannte weg.«
»Sie haben also den Mörder gesehen. Können Sie ihn beschreiben?«
»Nein, nein, es war nur ein Schatten zwischen den Bäumen. Aber ich habe gehört, wie ein Auto angelassen wurde. Da bin ich dann auf den Parkplatz gerannt.« Er machte eine Pause. »Das, was ich Ihnen jetzt anzubieten habe, ist wieder eine Niete: ich habe nämlich die Autonummer nicht erkennen können.«
»Macht nichts«, tröstete sie ihn, »alles auf einmal, das wäre wirklich zuviel verlangt.«
»Dafür habe ich etwas gefunden«, er suchte in der Tasche der zu weiten Hose und zog ein Taschentuch heraus. Er legte es auf den Tisch und faltete es auseinander.
»Sie müssen schon entschuldigen«, und wieder saß der Schalk in seinen hellblauen Augen, »daß das Taschentuch nicht mehr ganz frisch ist. Aber da draußen ist es so schwierig, eine Waschmaschine zu installieren, obwohl ich ausreichend mit fließendem Wasser versorgt bin.«
Sie fand das Taschentuch gar nicht so schmutzig, wie Mikoleit angekündigt hatte. Vielmehr wunderte sie sich darüber, daß er daran gedacht hatte, es zu verwenden, damit eventuelle Fingerabdrücke erhalten blieben. Was nun vor ihnen lag, war ein Zündholzbriefchen aus mattgelber Pappe, auf dem in grüner Schrift zu lesen stand: *Anton Ettenreich, Obst und Gemüsegroßhandel, Am Alten Schulhaus 3, Backnang.*
»So«, sagte Sebastian Mikoleit, »jetzt beginnt das eigentliche Problem. Auf dem Nummernschild habe ich deutlich ein B erkennen können. Nach dem B kam noch ein zweiter Buchstabe, den ich aber nicht mehr sehen konnte, denn das Auto fuhr rasch davon. Das hier«, er deutete auf die Streichhölzer, »fand ich dort, wo das Auto geparkt war. Wenn es also stimmt, daß der Mann die Streichhölzer verloren hat, dann muß ich nicht mehr ganz richtig im Kopf sein.«
»Aber warum denn?«
»Backnang hat kein eigenes Autokennzeichen mehr. Ich kann also gar kein B gesehen haben, weil Autos aus Backnang zum Kreis Waiblingen gehören und WN auf ihren Schildern steht.«

»Betrachten Sie es doch einmal von einer anderen Seite: der Obst- und Gemüsehändler Anton Ettenreich verteilt als Werbung an seine Kunden diese Zündholzbriefchen. Warum soll er nicht Kunden haben in Bonn, Bielefeld, Böblingen« – oder Beelen, ergänzte sie in Gedanken.
»So gesehen haben Sie recht. Aber es wäre doch wirklich gut gewesen, wenn der Mörder auch aus Backnang käme – wegen der Zündhölzchen, meine ich.«
»Ja«, lachte sie, »aber es geht natürlich nicht immer so, wie man es gerne möchte. Was Sie da zusammengetragen haben, ist schon recht ordentlich. Dazu brauchen wir oft Wochen. Aber warum haben Sie Ihre Beobachtungen nicht schon heute morgen der Polizei mitgeteilt?«
»Wie schon gesagt, wir Berber haben nicht gern mit der Polizei zu tun. Wenn die mich dort oben entdeckt hätten, wäre ich bestimmt als erster Tatverdächtiger festgenommen worden. Oder glauben Sie etwa einem Berber?«
»Ihnen schon«, sagte Elfriede Schuhmann und meinte es auch so.
»Das Briefchen habe ich erst heute nachmittag an mich genommen, obwohl ich es schon in der Nacht entdeckt hatte.«
»Warum haben Sie es denn nicht schon früher aufgehoben?«
»Erstens bin ich in der Nacht sofort abgehauen – ich bring' es doch nicht fertig, neben einer ermordeten Frau zu schlafen –, und zweitens schaffe ich doch nicht Beweismaterial zur Seite. Aber als niemand von dem Briefchen Notiz genommen hat, habe ich es aufgehoben. Ihnen ist es ja auch nicht aufgefallen, obwohl ich demonstrativ mit der Schuhspitze darauf gezeigt habe.«
»Ich habe es wirklich nicht gesehen. Aber vielleicht können Sie noch etwas über den Wagen sagen?«
»Wenig. Als ich angerannt kam, bog er gerade vom Parkplatz in die Straße ein. Ich habe praktisch nur die Rücklichter gesehen und natürlich das B.«
»War es ein großer oder ein kleiner Wagen?«
»Ein großer, doch, ein großer.«
»Farbe?«
»Dunkel, würde ich sagen.«
»Wie sahen die Rückleuchten aus?«
»Normal.«
»Rund oder eckig?«
»Weiß ich nicht. Normal würde ich sagen, sonst wäre es mir bestimmt aufgefallen.«
Schweigend rauchten sie eine Weile. Elfriede Schuhmann betrach-

tete die Hände von Mikoleit. Schwer hat der in seinem Leben bestimmt noch nicht gearbeitet, dachte sie, denn die Finger waren schmal und feingliedrig. Auch seine Manieren waren nicht so, wie man sie von einem Stadtstreicher erwartet. Wenn die Frisur nicht so wild und die Kleidung nicht so lächerlich gewesen wäre, dann... ja, dann wäre er auch kein Berber gewesen. Was er wohl früher einmal gemacht hatte?
»Bevor Sie jetzt spekulieren, wie mein früheres Leben ausgesehen hat, sollten Sie sich lieber nach den Stimmen erkundigen.«
Verlegen blickte Elfriede Schuhmann auf den Aschenbecher und strich die Kippen zu einem Turm zusammen.
»Also, was können Sie über die Stimmen sagen?«
»Sehr gute Frage. Von Stimmen verstehe ich nämlich etwas.«
Er beobachtete, wie die Neugierde in ihren Augen wuchs, zwinkerte nur und ließ sie schmoren. »Viel habe ich nicht mitbekommen. Aber bei den Stimmen handelte es sich um einen Mann und um eine Frau. Vom Ton her zu schließen, klang es so, als wollte der Mann etwas von der Frau. So etwas merkt man an der Stimmhöhe. Ihre Stimme klang sehr ungeduldig, so als versuche sie, ihn von etwas abzubringen, es war Wut dabei und etwas Angst.«
»Phantastisch.«
»Es kommt noch besser«, entgegnete er selbstsicher. »Der Mann hatte eine tiefe Stimme und war, so würde ich schätzen, etwa sechzig Jahre alt. Sein Ton war bittend, fast klagend, so als verlange er etwas von der Frau, was sie ihm nicht geben wollte.«
Die Kommissarin runzelte die Stirn und sah ihr Gegenüber kritisch an. »Gestorben ist die Frau an einer Nadel, die ihr von hinten ins Herz drang. Wie die Nadel in den Körper kam, wissen wir nicht. Sicher ist jedenfalls, daß sie vom Mörder stammen muß. Der Mörder muß also eine Waffe bei sich gehabt und die Frau mit voller Absicht getötet haben. Alles deutet darauf hin, daß es ein vorbereiteter Mord war.«
»Trotzdem habe ich die Stimmen so gehört, wie ich es Ihnen geschildert habe. Und wie gesagt, von Stimmen verstehe ich etwas.«
Wieder sah er sie belustigt an und wartete, wie sie auf den Brocken reagierte, den er ihr hingeschmissen hatte. Zu seiner Enttäuschung war sie ganz in Gedanken versunken. Vermutlich grübelte sie über den Fall nach. Als sie aufblickte, sah sie seinen erwartungsvollen Blick und fragte: »Habe ich jetzt etwas verpaßt?«
»Ja, eine Gelegenheit.«
»Schade, aber vielleicht kommt sie wieder.«
»Na, hören Sie mal! Wie lange wollen Sie sich denn noch mit einem

alten Berber herumtreiben? Draußen ist es schon dunkel, Ihr Mann wartet sicher schon auf Sie, und die Leute in dem Lokal gucken schon wieder so mißtrauisch.«
»Ja, das ist wahr. Leiden Sie eigentlich darunter?«
»Unter den mißtrauischen Blicken der Leute? Nein! Und Sie?«
»Ich bin ihnen ja nicht ständig ausgesetzt.«
»Richtig. Um ehrlich zu sein, manchmal geht es mir schon auf den Nerv. Aber was soll's. Trinken Sie noch ein Glas mit mir? Auf meine Rechnung?«
»Wenn Sie darauf bestehen.«
»Meinen Sie die Rechnung oder das Bier?«
»Was wollen Sie denn jetzt hören?«
»Gut. 1:0 für Sie. Aber machen Sie sich keine Gedanken, ich habe heute gut verdient.«
Zweifelnd schaute sie ihn an und wußte nicht genau, was sie darauf erwidern sollte.
»Ich kann Chinesisch.«
»Aha.«
»Gut, gell?«
»Hm.«
»Herr Ober, zwei Bier bitte«, rief er so laut durch das Lokal, daß sich alle umdrehten. Die Reaktion der Leute schien ihm Spaß zu machen. »Normalerweise werde ich aus so einem Lokal hinausgeschmissen. Durch Sie habe ich die Ehre, hier verweilen zu dürfen.«
»Dafür können sie ja auch Chinesisch.«
»Stimmt. Und nicht einmal schlecht. Ich kann etwa dreitausend Schriftzeichen.«
»Heute haben Sie also mit Ihrem Chinesisch Geld verdient?«
»Nein, heute habe ich mir nur das Geld abgeholt. Verdient habe ich es schon vor einer Woche.«
»Sightseeing für Pekinesen?«
»Falsch. Übersetzungen für Daimler-Benz. Die Chinesen sind ein Volk mit Tradition, und sie machen ihre Geschäfte gern mit Leuten, die ihre Tradition respektieren. Das kann man ganz einfach, indem man die Geschäftsbriefe nicht auf englisch, sondern auf chinesisch schreibt. Tja, so verkaufe ich mich wegen dem schnöden Mammon immer wieder an den Kapitalismus.«
»Davon können Sie leben?«
»Sehr gut sogar. Ich bin nicht sehr anspruchsvoll. Ich zahle keine Miete, keinen Strom, keine Versicherungen, keine Steuern, keine Heizkosten, auf modische Kleidung lege ich keinen Wert, und ich lade äußerst selten Damen zu einem Glas Bier ein.«

Sie lächelte, ergriff ihr Glas und prostete ihm zu. »Wie sind Sie denn an den Job gekommen?«
»Oje, das ist eine lange Geschichte.«
»Durch frühere geschäftliche Kontakte?«
»Nein, ganz und gar nicht. Aber jetzt wären wir bei dem Thema, das Sie schon so lange brennend interessiert. Stimmt's?«
Sie nickte.
»Früher... ja früher, da war ich Diplomingenieur. Elektronik. Ich habe die technischen Möglichkeiten im Kommunikationssektor erforscht. Breitbandkommunikation, sprich Kabelfernsehen, Datenübermittlung und so weiter. Dafür habe ich die Grundlagen geschaffen.« Er machte eine Pause, trank einen Schluck und griff sich eine Reval aus ihrer Packung. »Als ich erkannte, welchen Mist ich da baute, bin ich abgehauen. Eines Tages bin ich einfach von zu Hause weg. Ich weiß gar nicht, ob meine Frau es gemerkt hat. Für sie war ihr Haus wichtig, ihre Wohnungseinrichtung und der Urlaub in Tunesien. Heute lebt sie von den beiden Mietshäusern, die sie im Stadtzentrum hat. Und wie sieht es bei Ihnen aus?«
»Beschissen.«
»Dann verstehen Sie ja, was ich meine.«
Und ohne daß sie es wollte, erzählte sie dem Berber, welche Probleme sie in ihrer Ehe hatte. Ich muß verrückt geworden sein, dachte sie. Doch Sebastian Mikoleit nickte verständnisvoll und sah ihr ernst in die Augen.
Als sie aufbrachen, hatten sich die Straßen schon geleert.
»Soll ich Sie irgendwo absetzen?«
»Nein.«
»Aber Sie haben doch Ihren ständigen Schlafplatz verloren«, widersprach sie, »wo wollen Sie denn heute nacht hin?«
»Da wird sich schon etwas finden, machen Sie sich nur um mich keine Sorgen.«
»Ich gebe Ihnen jedenfalls meine Telefonnummer, dort können Sie mich tagsüber erreichen. Sie rufen mich doch einmal an?«
»Mal sehen.«
»Falls es noch irgendwelche Fragen gibt, meine ich. Sie sind ja momentan nirgends zu erreichen.«
»Also dann, bis irgendwann einmal.« Mikoleit drehte sich um und ging davon. Nach etwa zehn Metern blieb er stehen, grinste ihr zu und winkte kurz mit der Hand. Dann ging er davon.
Zu Hause sah es genauso aus, wie Elfriede Schuhmann es erwartet hatte. Auf dem Teppich lagen noch die Scherben und der umgekippte Aschenbecher. Der Fleck an der Wand war auch noch zu se-

hen. Ansonsten war die Wohnung verwaist. Ihr Mann war also nicht nach Hause gekommen.
Sie goß sich einen Wodka ein, zündete sich eine Zigarette an und legte die Beine übereinandergeschlagen auf den Couchtisch. So saß sie eine Weile. Irgendwann, schon sehr spät, ging sie dann zu Bett.

4. Kapitel

Gegen zehn Uhr morgens bekamen sie den Bericht der Spurensicherung und des gerichtsmedizinischen Instituts. So schnelle Arbeit hatten die nur selten geleistet. Elfriede Schuhmann nahm den Bericht zur Hand und quälte sich durch das Beamtendeutsch. Das Wichtigste war die Untersuchung, die im Zusammenhang mit der seltsamen Nadel stand. Die Nadel war, wie sie schon wußte, von hinten direkt in das Herz von Beate Hübner eingedrungen. Beim Eintritt in den Körper hatte die Nadel eine Wunde verursacht, wie sie durch die Spitze einer Injektionsnadel entsteht. Am interessantesten war, daß die »Nadel« nichts anderes war als eine spitz zugefeilte Fahrradspeiche. Sie war nur fünfunddreißig Millimeter lang und wäre, hätte sie eine andere Körperstelle getroffen, vermutlich steckengeblieben. Je nach Einstichstelle hätte es aber auch sein können, daß die Nadel gewandert wäre, bis sie schließlich das Herz erreicht hätte. An der Nadel waren Reste von verbranntem Pulver gefunden worden, was darauf schließen ließ, daß die Fahrradspeiche auf irgendeine Art und Weise abgeschossen worden war, aus nicht allzu großer Entfernung. Die Ballistiker schätzten die Distanz auf maximal einen Meter.
»Da muß ein Bastler am Werk gewesen sein«, kommentierte Berger das Ergebnis. »Entweder war das ein verflucht guter Schütze, oder der Treffer mitten ins Herz war reiner Zufall«, sinnierte er. »Aber an Zufall kann man bei einem so ausgefeilten Schußinstrument fast nicht glauben.«
»Mit dem Zufall ist das so eine Sache. Es ist noch gar nicht so lange her, da ist mitten auf der Straße ein zehnjähriges Mädchen vom Fahrrad gestürzt. Als man die Kopfwunde näher untersuchte, entpuppte sie sich als Schußverletzung. Schütze war ein elfjähriger Junge, der am Wohnzimmerfenster gestanden und mit dem Luftgewehr seines Vaters gespielt hatte. Kurze Zeit später starb das Mädchen. Das war auch so ein Zufall.«

»Aber das läßt sich doch nicht mit unserem Fall vergleichen«, widersprach Berger, »da gibt es doch überhaupt keine Parallelen.«
»Mag sein. Schauen wir lieber, was der Bericht noch alles hergibt.«
Da stand noch einiges über die Hautabschürfungen, vorwiegend über der linken Augenbraue und an den Handinnenflächen. Sie rührten von dem Sturz her.
Der Mageninhalt war identisch mit dem Abendbrot auf dem Zirbelberg: Gulasch mit Teigwaren, dazu grüner Salat. In der Zeit von 20–22 Uhr mußte Beate Hübner noch irgendwo Kaffee und Cola getrunken haben. Das war ein Punkt, an dem man ansetzen konnte.
Neben der Toten hatte ihre Handtasche gelegen, so daß man die Frau sofort identifizieren konnte. In der Brieftasche fand man das Antwortschreiben des Fortbildungsseminars, das die Anmeldung bestätigte. Die Handtasche war aus Krokodilleder, modisch klein und folglich in ihrem Fassungsvermögen beschränkt. Außer der Brieftasche lagen ein Geldbeutel darin, eine Haarbürste, ein Streifen Antibabypillen, die Einnahme war bis zum 15. Tag erfolgt, ein Parfümzerstäuber, ein Kugelschreiber, eine angebrochene Packung Zigaretten und ein Streichholzbriefchen.
»Du hast doch den Inhalt der Tasche gesehen?« Die Kommissarin blickte zu Berger hinüber, der mit erstaunlicher Systematik Löcher in die *Stuttgarter Zeitung* stanzte. Das Konfetti leerte er in den Papierkorb und begann dann mit seiner Arbeit aufs neue.
»Habe ich.«
»Kannst du dich an das erinnern?« Elfriede Schuhmann holte ein Taschentuch aus der Handtasche, legte es auf die Schreibtischplatte und zog es auseinander. Berger legte den Locher weg und sah sich die Streichhölzer an. Er betrachtete die gelbe Pappe mit dem grünen Aufdruck. Von den roten Zündhölzern mit den gelben Köpfen fehlten in der vorderen Reihe fünf und in der hinteren drei.
»Das könnte durchaus das Briefchen sein«, bestätigte Berger. Sicherheitshalber griff er zum Telefon und ließ sich vom Labor die Zündhölzer beschreiben.
»Stimmt«, sagte er, nachdem er aufgelegt hatte. »Farbe, Adresse, alles identisch. Darf ich jetzt erfahren, wie du in Besitz dieser ersten und vielleicht richtungweisenden Spur gekommen bist?«
»Ich habe es von einem Diplomingenieur.«
»Und woher hat der es?«
»Der ehemalige Ingenieur hat es gefunden.«
»Ehemalige?«

»Ja, er hat umgesattelt.«
»Was ist er jetzt?«
»Stadtstreicher.«
»Doch nicht etwa der schräge Typ, der seine Pfoten an meinem Lancia abgewischt hat?«
»Bitte etwas mehr Respekt vor unserem ersten und bisher einzigen Zeugen.«
»Wie bist du denn überhaupt an den rangekommen?«
Sie erzählte, wie Sebastian Mikoleit auf dem Parkplatz auf sie gewartet hatte.
»Das gibt's doch nicht«, stöhnte Berger, »sogar die Tippelbrüder laufen dir schon nach. Mit Gammlern und Haschbrüdern verstehst du dich ja auch ganz prima. Fehlt nur noch, daß du dir einen Punker zum Tee einlädst.«
»Hm. Die ersten Kontakte habe ich schon geknüpft.«
»Was«, rief Berger entsetzt, »ist das wahr?«
»Quatsch. Hör dir lieber an, was Mikoleit mir berichtet hat.«
Während sie erzählte, hörte Berger schweigend zu. Dann ging er sofort wieder in die Offensive.
»Und wo ist er jetzt, dein Herr Diplomingenieur? Das ist eine folgenschwere Zeugenaussage. Die muß zu Protokoll genommen werden, und das wird nur gültig mit seiner Unterschrift.«
»Amtsschimmel, ich hör' dich wiehern.«
»Stimmen in der Nacht! Wenn ich das schon höre. Das soll wohl eine Neuinszenierung von Chopper werden?«
»Wer ist das denn?«
»Na, der Klopfgeist. Hast du denn gar keine Allgemeinbildung?«
»Also, die Beobachtungen, die er gemacht hat, sind doch wirklich nicht zu verachten. Gibst du das zu?«
»Vorausgesetzt, das stimmt alles. Stell dir vor, dich reißt einer mitten aus dem Schlaf, noch dazu, wenn du einen Affen im Gesicht hast. Möchte nicht wissen, was du dann alles siehst und hörst.«
»Aber was Mikoleit mir erzählt hat, hat wirkich Hand und Fuß«, verteidigte sie ihren Zeugen. »Vor allem die Sache mit dem B auf dem Nummernschild paßt genau ins Bild.«
»Gut, das gebe ich zu«, lenkte Berger ein, »aber die Stimme des Sechzigjährigen, der sich von einem jungen Mädchen die Erlaubnis einholt, sie ermorden zu dürfen... Der Tippelbruder hat wohl mal Shakespeare gelesen.«
»Jetzt hör mal auf mit deinen dämlichen Interpretationen und Übertreibungen«, fuhr sie barsch dazwischen. »Also, noch mal von

vorn. Was wir bisher haben, ist erstens das B auf dem Nummernschild des davonfahrenden Autos. Das könnte durchaus Beelen bedeuten, dort hat Beate Hübner gewohnt. Zweitens haben wir die Beschreibung einer Stimme, mit der wir momentan relativ wenig anfangen können. Drittens haben wir die Doublette eines Zündholzbriefchens, das wahrscheinlich der Mörder verloren hat und das sich auch in der Handtasche der Ermordeten befand. So, jetzt trinken wir erst einmal Kaffee.«

Während Berger an der Kaffeemaschine hantierte, leerte die Kommissarin den Aschenbecher, räumte ihren Schreibtisch frei und holte sich ein DIN-A3-Blatt. Nun begann sie mit dem, was ihr Mann »Gekritzel« nannte. Links trug sie alles ein, was sie sicher wußte. In die rechte Spalte schrieb sie mit grünem Kuli alle Vermutungen, möglichen Handlungsweisen und Hypothesen, die ihr zu dem Fall einfielen. Im unteren Viertel gab es eine Rubrik, in der die Schritte standen, die als nächste unternommen werden mußten. Als Berger mit dem Kaffee kam, war der Raster fertig.

»Nun kann's losgehen«, sagte sie und merkte, wie sie der Eifer packte. Jetzt, wo es die ersten Spuren gab, konnte sie die Fährte aufnehmen. Wie ein Jagdhund kam sie sich vor, und sie schämte sich ein bißchen, daß sie an der beginnenden Jagd solchen Gefallen fand.

»Das Briefchen scheint unsere sicherste Spur zu sein«, meinte Berger, der Kaffee eingoß und sich wieder gefangen hatte. »Bei dem sollten wir auch beginnen.«

»Einverstanden. Als erstes lassen wir das von Mikoleit gefundene Briefchen auf Fingerabdrücke untersuchen. Viel wird dabei nicht herauskommen, denn es lag die Nacht und den halben Tag über im Freien. Wer weiß, wie viele Schuhe darüber gelaufen sind.«

»Um den Anton Ettenreich kümmere ich mich. Ich glaube, es genügt, wenn wir unsere Backnanger Kollegen bemühen. Die sollen mal bei dem Gemüsefritzen vorbeischauen und sich eine Liste seiner Kunden geben lassen, die in Beelen oder drum herum wohnen. Wenn wir Glück haben...«

»Schön wär's ja«, Elfriede Schuhmann rührte in ihrem Kaffee und malte auf einem Schmierpapier Strichmännchen. Ihr DIN-A3-Bogen blieb von solchen Kritzeleien verschont. Nichts fand sie widerwärtiger als verschmierte Arbeitspapiere. Da sie aber einen ausgeprägten Hang zum Malen und Zeichnen verspürte, der besonders in Denkpausen stark zunahm, hatte sie immer ein Stück Papier neben sich liegen, auf dem sie Kreise zog und Männchen malte.

»Wenn der Mörder sein Auto auf dem Parkplatz abgestellt hat, dann müßten dort auch Spuren zu finden sein.«
»Soweit ich mich erinnere, ist er asphaltiert. Das mindert die Chancen wieder etwas.«
»Was hältst du denn davon, wenn wir bei den beiden Stuttgarter Tageszeitungen einen Aufruf an die Bevölkerung starten.«
»Du weißt doch genau, was dabei herauskommt. Erst wird ein Klima der Angst geschaffen, wo jeder sich schon als nächstes Opfer sieht; zweitens vergrößert sich das Mißtrauen, bis keiner mehr seinem Nachbarn über den Weg traut, wovon wir sowieso schon gar nicht mehr weit entfernt sind, und drittens geraten eine Unmenge Unschuldige in Verdacht, die diesen Makel vermutlich ihr Leben lang nicht mehr loswerden. Und außerdem haben wir jeden Spinner am Telefon.«
»Das ist richtig. Aber überleg doch mal, was wir momentan für Anhaltspunkte haben; außer den lausigen Zündhölzern keine. Ich gehe davon aus, daß irgend jemand das Auto des Mörders gesehen haben muß, als er auf den Parkplatz fuhr. Irgend jemand muß auch Beate Hübner getroffen haben, als sie Kaffee und Cola trank. Irgendwer muß mit ihr in der Straßenbahn gesessen haben, als sie zurückfuhr, und irgendwer ist vielleicht sogar an der gleichen Haltestelle ausgestiegen. Aber an diese Leute kommen wir nur ran, wenn wir öffentlich danach suchen.«
Elfriede Schuhmann war noch immer skeptisch. Für sie heiligte der Zweck noch lange nicht die Mittel. Zu solchen Methoden konnte man immer noch greifen, wenn die Ermittlungen völlig festgefahren waren. Jetzt standen sie noch am Anfang ihrer Arbeit, und sie glaubte, daß es momentan eine ganze Reihe von Wegen gab, die zu dem Mörder führten, ohne daß man gleich die Öffentlichkeit einschalten mußte.
»Im Moment haben wir nichts, rein gar nichts«, begann Berger von vorn.
Das stimmte nicht ganz.
Über Beate Hübner wußten sie bereits eine ganze Menge. Das Polizeirevier Beelen hatte einen ausführlichen Bericht nach Stuttgart getickert.
Beate Hübner schien ein ruhiges Leben geführt zu haben. Geboren war sie in Ermersricht, einem kleinen Ort in der Nähe von Beelen. Dort war sie auch aufgewachsen und zur Schule gegangen. Bis zum Ende ihrer Lehrzeit hatte sie bei ihrer Mutter gelebt, die nicht verheiratet war. Dann siedelte Beate Hübner nach Beelen über, wo sie fünf Jahre in der gleichen Drogerie gearbeitet hatte. Vor einem hal-

ben Jahr war sie erneut umgezogen. Gleichzeitig mit der Wohnung hatte sie auch ihren Arbeitsplatz gewechselt.

5. Kapitel

»Verflucht«, Berger kam mit der Zeitung unter dem Arm in ihr gemeinsames Büro.
»Was hat dir denn den Morgen vergrault?« Elfriede Schuhmann hatte bereits den lokalen Aufmacher gelesen und tippte darauf, daß Berger sich ebenfalls darüber ärgerte.
»Schon wieder einen Strafzettel kassiert«, antwortete er.
»Ja, in der Innenstadt ist das eine Katastrophe.«
»Sogar nachts bist du nicht mehr sicher. Ich war gestern im Kino, habe natürlich im Parkverbot geparkt, weil nirgends etwas frei war, und als ich aus dem Kino kam, hing da prompt der blaue Zettel. Tagsüber kann man sich wenigstens herausreden, daß man beruflich verbotenerweise parken mußte, aber nachts...«
Berger warf die Morgenzeitung auf den Schreibtisch und goß sich Kaffee ein. Den Zucker verrührte er wie üblich mit dem Bleistiftende. »Sag mal«, begann er. Dann fiel sein Blick auf die Tüte aus braunem Packpapier. »Makrobiotisch?«
Elfriede Schuhmann nickte und reichte ihm die Tüte hinüber.
»Sag mal«, begann er nochmals und zog aus der Tüte ein süßes Stückchen, das er genießerisch von allen Seiten betrachtete. »In wieviel Prozent aller Fälle sucht man in Stuttgart-Mitte einen Parkplatz und findet auch einen?«
»Keine Ahnung.«
»In wieviel Prozent stellt man sich dann einfach irgendwo hin und kassiert einen Strafzettel?«
»Weiß ich nicht.«
»Mensch, Elfriede, denk doch einmal mit. Weißt du immer noch nicht, worauf ich hinaus will?«
»Willst du eine Statistik oder eine Wahrscheinlichkeitsrechnung erstellen?«
»Nehmen wir einmal an, unser Mörder trifft sich mit seinem Opfer im Zentrum von Stuttgart. Da kannst du mit hundertprozentiger Sicherheit annehmen, daß er keinen Parkplatz findet. Wenn er Pech hat und wir Glück, bekommt er einen Strafzettel. Dann haben wir seine Autonummer. Logo?«

»Nicht schlecht, die Idee«, gab Elfriede Schuhmann zu. »Hoffentlich war am Dienstag nicht ganz Beelen in Stuttgart.«
Den letzten Satz hörte Berger bereits nicht mehr, denn er war schon auf dem Weg zur Verkehrspolizei, um dort die Autonummern aus dem Computer abzurufen.
Elfriede Schuhmann sah sich nochmals den Aufmacher auf der Lokalseite an. Wieder einmal hatten die Zeitungsleute die Sensationsgier der Leser befriedigt. Sogar ein Foto von Beate Hübner war abgedruckt. Die Presseabteilung hatte die Journalisten offenbar gründlich informiert. *Mord in Degerloch*, las sie, und dann nochmals den letzten Satz: »Die Polizei ist für jeden Hinweis dankbar.«
Im gleichen Moment läutete das Telefon, als gäbe es eine telepathische Verbindung. »Hier Erna Rieg. Ich rufe wegen dem Mann an, der die Frau umgebracht hat. Bei uns in Fellbach, da schleicht auch immer so einer rum.«
Es geht also schon los, dachte die Kommissarin und ließ die Frau die Gestalt beschreiben, die sie in Angst und Schrecken versetzt hatte.
»Können Sie mal jemand vorbeischicken?« fragte Erna Rieg.
»Wir tun, was wir können«, antwortete die Kommissarin und legte auf.
In dem Artikel wurden die Leser aufgefordert, sich bei der Polizei zu melden, falls sie Beate Hübner am Dienstagabend in einem Café, einem Restaurant, in der S-Bahn oder sonst irgendwo gesehen hatten. Auch das Auto, dessen Nummernschild als ersten Buchstaben ein B trug, wurde erwähnt, und daß es vermutlich auf dem Parkplatz in der Nähe der Haltestelle gestanden hatte.
Während sie noch las, kam Berger zurück. Triumphierend schwenkte er einen Zettel. Schon wieder klingelte das Telefon. Elfriede Schuhmann nahm den Hörer und reichte ihn gleich weiter: »Geh du mal ran.«
»Ich glaube, da kann ich Ihnen nicht weiterhelfen«, sagte Berger nach einer Weile ungeduldig in die Sprechmuschel und legte auf. »Kaum zu glauben, was es für Leute gibt. Da wollte mir doch glatt einer seinen Nachbarn verkaufen – einen Türken. Der hat angeblich seine Katze umgebracht und dann in den Kochtopf geworfen. Für den war sonnenklar, daß der Türke ein Mörder ist, denn wer Katzen umbringt, der ermordet auch Frauen.«
»Schon der zweite heute, der etwas über den Mörder weiß, dabei ist es erst halb zehn. Hast du wenigstens etwas erreicht?«
»Ja, ich habe drei Autonummern aus Beelen, die alle einen Strafzettel bekommen haben. Einer um 18 Uhr 03, das erscheint mir aller-

dings etwas früh; einer um 20 Uhr 29 mit dem Vorderrad auf dem Gehsteig und einer ebenfalls im Parkverbot, zu nahe an einer Straßeneinmündung, das war um 21 Uhr 37. Beim letzten Fall, also um 21 Uhr 37, handelt es sich um eine Frau. Anita Roth heißt sie. Wenigstens ist sie der Fahrzeughalter. Um 20 Uhr 29 hat es einen Mann erwischt: Norbert Tropitz, Autokennzeichen Beelen – RH 797.«
Wieder schrillte das Telefon. Auf dem schwenkbaren Arm schob sie den Apparat zu Berger hinüber. Dann beugte sie sich über die Zeitung und hörte dem Gespräch zu.
»Von woher? ... aus Kirchendemenreuth, aha ... in der Nähe von Crailsheim, ach so ... auf einem Lehrgang, sagen Sie ... hier in Stuttgart? ... Nein, da brauchen Sie keine Angst zu haben ... Polizeischutz? Nein, das geht wirklich nicht ... da müssen Sie schon einen Detektiv engagieren. Auf Wiederhören.«
Berger schlug die Hände über dem Kopf zusammen und verdrehte die Augen zur Decke. »Aus Kirchendemenreuth, stell dir das einmal vor. Ruft mich die alte Wachtel doch an und fragt, ob wir ihrer Tochter nicht Polizeischutz stellen könnten. Die ist erst achtzehn und auch hier auf einem Lehrgang. Und heute morgen hat ihre Tochter angerufen und erzählt, daß alle Frauen, die hier auf einem Lehrgang sind, ermordet werden. Das ist doch nicht zum Aushalten.«
Berger blies Rauchschwaden zur Decke und lief mit schnellen Schritten im Raum hin und her.
Es klopfte, und ein Mann trat zögernd ein.
Berger murmelte: »Jetzt kommen sie schon zu uns aufs Revier gelatscht.«
»Wie?« fragte der Mann, der an die Sechzig sein mochte. Er sah groß und kräftig aus, hatte breite Schultern, einen beachtlichen Bauch und wirkte wie jemand, der gewohnt ist, mit den Händen zuzupacken.
»Ich habe nicht verstanden, was Sie gesagt haben«, versuchte er es noch einmal, nachdem er keine Antwort erhalten hatte.
»Ist nicht so wichtig«, wehrte Berger ab. »Was führt Sie denn zu uns?«
»Der Flaugner Schorsch war gestern bei mir. Sie wissen schon, wegen den Lieferungen nach außerhalb.«
»Nein, ich weiß gar nichts«, antwortete Berger etwas ungeduldig. Der Mann sprach nur mit ihm und hielt Elfriede Schuhmann wohl für seine Sekretärin, denn er hatte sie bisher nur mit einem Blick gestreift.
»Ich bin der Anton Ettenreich aus Backnang, Obst- und Gemüse-

großhändler, Am Alten Schulhaus 3.« Er machte eine Pause. »Wissen Sie jetzt, wer ich bin?«
»Ja, natürlich. Nehmen Sie doch Platz.«
Breitbeinig setzte sich der große Mann auf den Besucherstuhl, damit der massige Bauch Platz fand.
»Am Freitag, da fahre ich immer nach Stuttgart. Das mache ich jede Woche, und da habe ich mir gedacht, daß ich gleich mal persönlich bei Ihnen vorbeischaue; nachdem gestern der Flaugner Schorsch bei mir war. Der Flaugner Schorsch ist, wenn man so will, Ihr Kollege in Backnang und mein Kegelbruder. Am Mittwoch, da kegeln wir immer. Das machen wir jede Woche. Schon beinahe zwanzig Jahre. Wir haben uns im Krankenhaus kennengelernt, der Flaugner Schorsch und ich. Er lag auf Zimmer 116, und ich…«
»Weshalb sind Sie denn eigentlich zu uns gekommen?« unterbrach Berger. Das war zwar unhöflich, aber der Mann hätte ihm sonst noch sein ganzes Leben erzählt und das vom Flaugner Schorsch dazu.
»Na, wegen den Lieferungen nach außerhalb.«
»Sie haben also eine Liste Ihrer Kunden mitgebracht, die in Beelen oder in der Nähe von Beelen wohnen?«
»Nein, das habe ich nicht.«
»Nein?«
»Nein.«
»Aber warum sind Sie dann hergekommen?«
»Um Ihnen zu sagen, daß ich keine Kunden in Beelen habe.«
»So.«
»Ja. Ich beliefere nämlich nur den Kreis Backnang. Alles zwischen dreißig und vierzig Kilometer. Das ist wegen den LKWs, die sind alle nur für den Nahverkehr zugelassen. Ich habe mich da genau erkundigt. Beim Kaisers Hugo, der kennt sich da aus. Mit dem bin ich im Gesangverein. Am Dienstag, da treffen wir uns immer, jede Woche. Und der Kaisers Hugo ist auch immer…«
»Sie haben also keinen Kunden in Beelen oder Umgebung. Aber die Streichholzbriefchen, die sind doch von Ihnen?«
»Ja, die sind von mir. Die verteile ich immer an meine Kunden. Aber, wie gesagt, aus Beelen ist keiner dabei. Früher, da hatte ich mal einen Kunden in der Nähe von Beelen. Der war es, der mich auf die Idee mit den Zündhölzern gebracht hat, denn er hat nie Feuer gehabt.«
»Wie heißt er denn?«
»Das war der Schertel Rudi aus Lämmersricht.«
»Und der ist ein fleißiger Abnehmer Ihrer Zündhölzer?«

»War!«
»War?«
»Den hat's au scho erwischt, den Schertel Rudi. Vier Jahr wird's her sein, daß er unterm Boden isch.« Unvermutet war er ins Schwäbische verfallen, fand aber sofort wieder ins Hochdeutsche zurück. »Der Schertel Rudi hat sie gar nicht mehr erlebt, die Streichhölzer mit dem Aufdruck. Ich hab' sie nämlich erst seit zwei Jahren.«
Berger wurde immer ungeduldiger. Jetzt saß der Trottel hier herum, nur um zu erzählen, daß er niemand aus Beelen seine Streichhölzer gegeben hatte. Elfriede Schuhmann hatte bisher nur dabeigesessen und sich heimlich amüsiert. Berger war durchaus geschickt im Umgang mit Menschen, aber mit solchen Urschwaben kam er nicht zurecht.
»Haben Sie Beate Hübner gekannt?« wandte sie sich jetzt an Ettenreich.
Verwundert drehte er sich um und schaute etwas verdutzt die Kommissarin an, als wäre es ihm unverständlich, daß eine Sekretärin sich in dieses Männergespräch mischen durfte. Dann drehte er sich wieder zu Berger und schaute ihn fragend an. Vielleicht wollte er sich erkundigen, ob er überhaupt antworten solle.
Berger deutete mit ausgestrecktem Arm auf die zierliche Frau hinter dem massigen Schreibtisch:
»Hauptkommissarin Schuhmann, meine Vorgesetzte.« Hinter dem Rücken des Gemüsehändlers zwinkerte er ihr zu.
»Ja, wenn das so ist...« Nun nahm er seinen Stuhl und trug ihn zum Schreibtisch von Elfriede Schuhmann hinüber.
Sie wiederholte ihre Frage. »Haben Sie Beate Hübner gekannt?«
»Nein.«
»Sie können sich auch nicht denken, wie die Tote in den Besitz ihrer Streichhölzer kam?«
»Doch.«
»Wie denn?«
»Die Sabine hat sie ihr gegeben.«
»Welche Sabine?«
»Sabine Binkowski.«
Binkowski Sabine, verbesserte Berger in Gedanken.
»Wann hat diese Sabine Binkowski der Ermordeten die Streichhölzer gegeben?«
»Wann? Das ist eine dumme Frage. Woher soll ich das wissen?«
Es war zum Verzweifeln. Elfriede Schuhmann versuchte es noch einmal: »Erzählen Sie alles, was sie über Sabine Binkowski wissen.«

»Die Sabine Binkowski ist die Tochter von Hermann Binkowski. Das ist mein Schwager; ein Flüchtling. Der hat meine Schwester Klara geheiratet, aber das ist lange her. Die Sabine ist ja jetzt auch schon über zwanzig. Zuerst, da sah es so aus, als wollte sie den Heffner Hans nehmen. Aber dann hat der Konkurs angemeldet; er und sein Vater. Kurzwaren, das ist halt so eine Sache. Der Bauer Willi hat schon vor Jahren gesagt, daß sich denen ihr Laden nicht halten wird, und er hat recht gehabt...«
»Sabine Binkowski und die Ermordete waren also befreundet?«
»Nein, das glaube ich nicht. Dafür war doch die Zeit zu kurz. Nur zwei Tage, bis die Beate Hübner...«
»Zwei Tage? Dann war die Sabine also auch auf dem Fortbildungslehrgang?«
»Aber natürlich, davon rede ich doch die ganze Zeit.«
»Also: Auf dem Fortbildungslehrgang hat Sabine Binkowski die Ermordete, Beate Hübner, kennengelernt. Dort hat sie vermutlich von Ihrer Nichte die Streichhölzer geschenkt bekommen.«
»Ja, sie hat immer einen ganzen Packen bei sich und verteilt sie. Dagegen habe ich nichts. Aber das Rauchen, dagegen habe ich was. Das ist doch das Schädlichste, was es auf der Welt gibt. Wie oft habe ich schon gesagt: ›Sabine, hör doch endlich mit dem verfluchten Rauchen auf‹...« Wieder wurde Anton Ettenreich in seinem Redefluß unterbrochen. Diesmal klopfte es an die Tür, und ein Beamter trat ein. Er legte ein Blatt Papier auf Elfriede Schuhmanns Schreibtisch.
»Das ist für euch. Vom Fernschreiber. Polizeirevier Backnang.«
Elfriede Schuhmann las sich den Text durch und sagte dann: »Vom Flaugner Schorsch.«
In der hinteren Ecke des Zimmers prustete Berger los. Er kicherte und lachte und versuchte die gurgelnden Laute hinter einem gekünstelten Husten zu verstecken.
Elfriede Schuhmann stand auf, gab Ettenreich die Hand und zog ihn zur Tür: »Wir danken Ihnen recht herzlich, daß Sie gekommen sind. Nun haben wir ja auch den schriftlichen Bericht vom...«, sie machte eine Pause, in der Berger erneut zu lachen anfing, »...vom Polizeirevier in Backnang. Auf Wiedersehen, Herr Ettenreich.«
Ettenreich beugte sich zu ihr hinunter, denn er war gut anderthalb Köpfe größer, deutete mit dem dicken Daumen nach hinten zu Berger und fragte flüsternd: »Was hat er denn?«
»Das legt sich schon wieder«, flüsterte sie zurück und schob ihn zur Tür hinaus.
Berger lachte so, daß er sich dabei verschluckte. Nun hustete er

wirklich. Als er sich endlich beruhigt hatte, wischte er sich die Tränen aus den Augen und ließ sich erschöpft auf seinen Schreibtischstuhl fallen.
»O Mann, o Mann, und das alles wäre uns erspart geblieben, wenn der Flaugner Schorsch seinen Bericht eine halbe Stunde früher abgeschickt hätte.«
»Dafür hat es wenigstens etwas zum Lachen gegeben.«
»Ja, aber erst zum Schluß.«
Elfriede Schuhmann versuchte, das Gespräch wieder in ernstere Bahnen zu lenken.
»Bis jetzt ist immer noch unklar, warum das Briefchen auf dem Parkplatz lag.«
»Vielleicht hat Beate Hübner, als sie aus der Straßenbahn ausgestiegen war, noch eine Zigarette geraucht. Dabei kann ihr das Briefchen aus der Tasche gefallen sein.«
»Dann hätte man aber doch das abgebrannte Streichholz gefunden«, meinte die Kommissarin.
»Auf dem Parkplatz hat man überhaupt nichts gefunden, weil dort überhaupt niemand gesucht hat. Alles hat sich nur auf den Tatort konzentriert. Der Parkplatz liegt etwa dreihundert Meter von dem Tatort entfernt. Da ist doch keiner auf die Idee gekommen, sich mit dem Parkplatz zu beschäftigen, zumal dort ja auch die ganzen Autos gestanden haben. Da war ein ständiges Kommen und Gehen.«
»Du bist doch auch oben gewesen?«
»Soll das ein Vorwurf sein?« erwiderte Berger verschnupft. »Das nächstemal kannst du dir ja einmal selbst einen Tatort anschauen, dann passiert vielleicht so etwas nicht mehr.«
»Sei doch nicht gleich sauer. Das Briefchen haben wir ja, und woher es ist, das wissen wir jetzt auch. Die Zündhölzer können wir jetzt vergessen, da ergibt sich meiner Meinung nach nichts Neues mehr. Was uns jetzt noch bleibt, ist die Sache mit der Beelener Autonummer.«
»Fahren wir gleich los?«
»Wir sollten schon noch abwarten, was die Stuttgarter Bevölkerung so alles gesehen und gehört hat.«
Wie auf Bestellung klingelte das Telefon. Elfriede Schuhmann nahm den Hörer ab und hörte eine Weile schweigend zu.
»Doch, das ist interessant für uns, sehr interessant sogar. Können Sie bei uns vorbeikommen? ...ab 16 Uhr... ja, das wäre nett.«
Sie legte auf und sah zu Berger hinüber. »Klingt nicht schlecht, sieht ganz danach aus, als hätten wir diesmal Erfolg.«
»Wer hat denn angerufen?«

»Ein Mann. Er kommt um vier.«

Um 16 Uhr 15 saß er dann wirklich auf dem Besucherstuhl und nippte an einer Tasse heißen Kaffee.

»Ich will natürlich niemand beschuldigen«, wehrte er gleich zu Beginn ab.

»Keine Angst, bevor wir jemand verhaften, prüfen wir genau, ob das, was wir ermittelt haben, auch zutrifft«, antwortete Elfriede Schuhmann und schenkte Kaffee nach.

Der Mann hieß Uwe Söller, war Mitte Zwanzig und trug einen gepflegten, kurzgeschorenen Bart. Am Dienstagabend war er mit seiner Freundin verabredet gewesen. In einem Café in der Königstraße hatte er auf sie gewartet. Ihm gegenüber in einer Nische hatte er eine Frau bemerkt, die ständig auf die Uhr sah, als würde sie auch auf jemanden warten. Von Zeit zu Zeit hatte Söller zu ihr hinübergelächelt, wie Verbündete es tun, die das gleiche Schicksal zu tragen haben. Ihm war die Frau nervös und unruhig vorgekommen.

»Kurz nach acht ist er dann gekommen, der Mann, auf den sie gewartet hatte. Die beiden haben sich sehr merkwürdig verhalten«, beschrieb Söller die Situation.

»In welcher Hinsicht?«

»Bei einer Begrüßung, da gibt man sich doch die Hand, küßt sich oder tut irgend etwas, das zeigt, daß man jetzt da ist und daß man sich freut, den anderen zu sehen«, versuchte er zu erklären.

»Und was taten die beiden?«

»Nichts. Der Mann setzte sich einfach an den Tisch und sah sie an. Das ist doch seltsam?«

»Wie hat die Frau reagiert?«

»Sie war ziemlich verunsichert. Zuerst versuchte sie zu lächeln. Dann hat sie nur in ihre Tasse geschaut und darin herumgerührt.«

»Was ist dann passiert?«

»Das weiß ich nicht. Meine Freundin ist gekommen, und wir sind beide sofort gegangen. Wenn ich gewußt hätte, daß die Frau ermordet wird, dann...« Bedauernd hob er beide Arme und ließ sie dann auf die Schenkel fallen.

»Sind Sie sicher, daß die Frau in dem Lokal und die Ermordete identisch sind?«

»Ganz sicher nicht. Aber das Foto in der Zeitung hat mich sofort an die Frau in dem Café erinnert. Eine gewisse Ähnlichkeit war schon vorhanden, große Ähnlichkeit sogar. Nur das Haar war kürzer als auf dem Foto. Mir ist noch aufgefallen, daß die Frau eine kleine Krokotasche hatte. Daran erinnere ich mich deshalb, weil sie darin nach Zigaretten gesucht hat. John Player's, die roten.«

Das stimmte. Sowohl das mit der Krokotasche als auch die Zigarettenmarke. Auch die Beobachtung über die Frisur der Toten war richtig.
»Gut«, sagte Elfriede Schuhmann, »dann beschreiben Sie uns doch einmal den Mann, den sie gesehen haben.«
»Ob ich das fertigbringe? Ich hab' ihn die meiste Zeit doch nur von hinten gesehen. Ich will auf keinen Fall etwas Falsches sagen.« Er dachte eine Weile nach und sagte dann: »Nein, ich glaube, ich kann ihn nicht beschreiben.«
»Versuchen Sie es doch einmal.«
»Ich weiß gar nicht, wo ich anfangen soll.«
»War er groß oder klein?« half die Kommissarin.
»Ich würde sagen, mittel.«
»So groß wie mein Kollege?«
Berger stand auf und stellte sich zum Vergleich in den Raum.
»Ungefähr so groß wie Sie«, bestätigte Söller.
»Also einsfünfundachtzig.«
»Dicker oder dünner als Herr Berger? Versuchen Sie einfach einmal, beide miteinander zu vergleichen.«
»Die Figur war etwa die gleiche. Die Schultern, glaube ich, waren etwas breiter.«
»Älter oder jünger?«
»Also, das kann ich nun wirklich nicht sagen.«
»War er unter zwanzig oder über fünfzig?«
»Wie alt sind Sie denn?« fragte er Berger.
»Dreiunddreißig.«
»Das könnte stimmen.«
»Wie war er denn gekleidet?«
»So ähnlich wie Sie!«
»Und die Haarfarbe?«
»Etwa derselbe Ton.«
»Dunkelblond bis hellbraun«, faßte Elfriede Schuhmann zusammen.
»Glatt oder gelockt?«
»Glatt.«
»Wie sah die Frisur aus?« fragte Berger. »So wie meine?«
»Das weiß ich nicht. Ich habe den Mann doch fast nur von hinten gesehen.«
»Gott sei Dank. Ich hab' schon geglaubt, ich sei's gewesen«, meinte Berger mit schiefem Grinsen.
Das mit der Personenbeschreibung ging noch eine Weile so weiter, aber viel mehr konnten sie nicht in Erfahrung bringen. Am Ende

hatten sie das Bild eines schlanken Mannes, Anfang Dreißig, der modisch gekleidet war, hellbraunes Haar hatte und eine modische, kurzgeschnittene Frisur und einen sportlichen Eindruck machte. Im Prinzip war er von Berger nicht zu unterscheiden.
»Was hast du denn plötzlich?« fragte die Kommissarin, als Söller gegangen war.
»Irgendwie ist mir ganz mulmig geworden, als er genau meine Person beschrieb.«
»Aber doch nur, weil du da vorn gestanden hast. Da findet man immer irgendwelche Ähnlichkeiten.«
»Hm, weißt du, es kommt nämlich noch hinzu, daß...«
»Was?«
»Ach, nichts. Es hat nichts zu bedeuten.«
Kopfschüttelnd betrachtete sie ihn, wie er zu seinem Schreibtisch trottete. Anscheinend war der Ärger, den er seit ein paar Tagen hatte, immer noch nicht ausgestanden. Bei ihr war es ähnlich. Ihr Mann war seit dem Abend, an dem die Flasche zu Bruch gegangen war, nicht mehr zu Hause gewesen. Ob ihm etwas passiert war? Quatsch, rief sie sich sofort selbst zur Ordnung, das wüßte ich ja – schließlich bin ich bei der Polizei. Der geht nur einer weiteren Auseinandersetzung aus dem Weg. Es kam öfter vor, daß er eine ganze Woche lang geschäftlich unterwegs war. Sonst hatte er es immer angekündigt, wenn er einige Tage weg blieb. Diesmal hatte er nichts gesagt, sondern war einfach am frühen Morgen mit seiner Reisetasche verschwunden. Ob er vielleicht eine Freundin hat? überlegte sie. In ihrem Sexualleben sah es nicht mehr rosig aus; es konnte also durchaus sein, daß in irgendeiner Stadt eine Freundin saß, bei der er übernachtete. Vielleicht gab es diese Frau sogar in Stuttgart, und der Außendienst war in den meisten Fällen nur eine Ausrede?
»Einverstanden?« fragte Berger.
Irritiert sah sie zu ihm hinüber.
»Was grübelst du denn die ganze Zeit?«
»Ach, nichts Besonderes.«
»Ich habe gefragt, ob du einverstanden bist.«
»Mit was?«
»Was ist denn nur mit dir los. Seit ein paar Tagen läufst du mit einer Leidensmiene herum – das ist ja nicht zum Aushalten.«
»Deine Fröhlichkeit hält sich aber auch in Grenzen.«
»Tja, so hat eben jeder sein Päckchen zu tragen.«
»Weißt du was, demnächst setzen wir uns beide bei einer Flasche Wein zusammen und jammern uns gegenseitig die Hucke voll.«
»Tolle Idee«, stimmte Berger zu, »wie wär's mit heute abend?«

»Geht nicht. Heute abend besuche ich meine Eltern.«
Das tat sie regelmäßig alle vierzehn Tage. Drei Tage vor dem Besuch rief ihre Muter immer bei ihr an und fragte: »Wann kommst du denn nun, Elfriede?«
Diese stereotype Frage brachte sie jedesmal wieder zur Raserei und vergällte ihr den Besuch, den sie eigentlich nur deshalb machte, weil sie sich durch ihr schlechtes Gewissen dazu verpflichtet fühlte. Sie waren wirklich eher strapaziös, diese regelmäßigen Besuche. Sie saß dann immer auf der Couch in dem Einfamilienhaus, das sie – ›Wenn wir einmal nicht mehr sind‹, so pflegten es ihre Eltern auszudrücken – erben sollte, und stöhnte innerlich, wenn ihre Mutter über ihre zahlreichen Wehwehchen sprach. Fast alle waren psychosomatisch bedingt und hatten ihren Ursprung in dem unausgefüllten Leben, das ihre Mutter führte. Seit Elfriede kurz nach dem Abitur zu Hause ausgezogen war, hatte ihre Mutter niemand mehr, den sie mit ihrer Fürsorge umhegen konnte. Aber seit einem Vierteljahr war es mit den Krankheiten ihrer Mutter besser geworden. Denn nun hatte sie wieder ein Kind, dem sie ihre ganze Liebe schenken konnte. Es ließ sich verhätscheln, füttern, bürsten, baden und streicheln und durfte abends dafür mit ins Ehebett – etwas, was Elfriede Schuhmann als Kind immer strikt untersagt worden war. Das Kind war natürlich kein richtiges Kind, sondern ein Hund, genauer gesagt ein Zwergpudel. Ihre Eltern hatten ihn geschenkt bekommen, als er noch ein Baby war. Wegen der Bakterien und aus anderen hygienischen Gründen lehnten sie den Hund zunächst völlig ab. Doch schon bald hatten sie ihre Meinung geändert. Seitdem saß der Pudel abwechselnd auf Muttis oder Vatis Schoß, knabberte Plätzchen und belegte Brötchen und würde in einigen Jahren bestimmt an Herzverfettung krepieren, weil sie ihn zu Tode gefüttert hatten. Jetzt bist du ungerecht, ermahnte sie sich selbst. Schließlich hatte der Hund den beiden wieder Freude am Leben gegeben. Zu dritt gingen sie jetzt täglich spazieren, hatten plötzlich einen großen Bekanntenkreis von anderen Hundebesitzern, die auch so gerne über ihren Liebling sprachen, und freuten sich jeden Tag aufs neue an den kleinen Kunststücken, die der Hund vollbrachte. Elfriede Schuhmann mußte sich jetzt statt der Aufzählung von Krankheiten die netten Geschichten anhören, die Susi, so hieß der Zwergpudel, den Tag über anstellte.
»Mit was soll ich denn nun einverstanden sein?« riß sie sich aus ihren Gedanken.
»Ich frag' mal in dem Café in der Königstraße nach, ob die beiden vielleicht der Bedienung aufgefallen sind. Vor allem möchte ich

wissen, ob sie sich gestritten haben oder ob es bei dem frostigen Ton geblieben ist.«
»Kein Einspruch, Euer Ehren.«
»Und morgen fahren wir dann gemeinsam nach Beelen, um den Besitzer des Wagens RH 797 kennenzulernen. Er heißt Norbert Tropitz und stand mit dem Vorderrad auf dem Gehsteig. Noch dazu im Halteverbot. Möchte mal wissen, warum.«
»Vielleicht mußte er dringend ins Kino, genau wie du.«
Aus heiterem Himmel brauste Berger auf. Er brüllte: »Jetzt hör endlich auf, mich dauernd mit dieser Type zu vergleichen!«
Verständnislos blickte Elfriede Schuhmann ihn an, nahm dann ihre Zigarettenpackung und warf sie zu Berger hinüber:
»Fang.«
Nervös zupfte er eine Zigarette heraus und zündete sie an.
»Es wird höchste Zeit, daß wir beide mal aus Stuttgart rauskommen«, war ihr einziger Kommentar.

6. Kapitel

Beide waren recht fröhlich, als sie am nächsten Morgen die Bundesstraße entlangzuckelten. Nach Beelen waren es knappe siebzig Kilometer, und trotz des starken Verkehrs, der fast immer auf dieser Strecke herrschte, kamen sie gut voran. Draußen, das heißt, vor den Fenstern des Wagens, entfaltete sich eine herbstliche Farbenpracht, wie man sie aus Bilderbüchern oder aus den Fotografien in Landschaftskalendern kennt.
»Schön«, sagte Elfriede Schuhmann und lehnte sich wohlig im Sitz des Lancias zurück.
»Richtiges Reisewetter«, erwiderte er vergnügt und pfiff einige Takte einer ihr unbekannten Melodie. Vielleicht pfiff er auch falsch. Trotz des anstrengenden Abends bei ihren Eltern war sie heiter und innerlich gelöst. Auch der peinliche Zwischenfall, als ihre Mutter gerufen hatte: »Sei doch etwas rücksichtsvoller!« machte ihr nichts mehr aus. Alle vierzehn Tage kochte ihre Mutter für sie Königsberger Klopse, ein Gericht aus der Heimat ihrer Eltern. Als sie zehn Jahre alt war, war das ihr Leibgericht gewesen. Nun bekam sie bei jedem Besuch Königsberger Klopse vorgesetzt, und sie wagte nie, dagegen zu protestieren. Die Hackfleischmasse spülte sie immer mit reichlich Wein hinunter.

Diesmal war es ihr passiert, daß auf der Marmorplatte des Tisches ihr Glas kaputtgegangen war. Der Ausruf »Sei doch etwas rücksichtsvoller!« hatte sich aber nicht auf das Glas bezogen. Durch das laute Splittern und den hohen klirrenden Ton war der Hund derart erschrocken, daß er sofort hysterisch zu bellen anfing.
»Jetzt hat er Angst, da siehst du, was du angerichtet hast!« klagten ihre Eltern vorwurfsvoll. Was sie angerichtet hatte, sah sie dann noch mindestens eine halbe Stunde. Abwechselnd wurde der Pudel vom Arm des einen auf den Arm des anderen gereicht, mit Hundeschokolade gefüttert, getröstet und schließlich ins Ehebett verfrachtet. Wäre es nicht ein Hund gewesen, Elfriede Schuhmann hätte behauptet, der Köter habe absichtlich so lange verstört und erschrocken getan, um die Szene voll auskosten zu können.
Jetzt konnte sie es komisch finden. Bei strahlender Sonne fuhr sie nach Beelen. Sie kurbelte das Fenster herunter und streckte den Arm mit dem kurzärmeligen T-Shirt zum Fenster hinaus.
»Am liebsten würde ich jetzt in einem Terrassencafé sitzen und das Gesicht in die Sonne halten.«
Berger setzte den Blinker und bog von der Bundesstraße in eine kleine Nebenstraße ein, die durch einen schattigen Wald führte.
»He, wo willst du denn hin?« rief sie.
»In ein Terrassencafé, wo du dein Gesicht in die Sonne strecken kannst.«
»Glaubst du, wir finden hier eins?«
»Hast du das Schild nicht gesehen?«
»Nein.«
»Noch zweihundert Meter, und dann links ab. Sonnige Terrasse, bürgerliche Küche, komfortable Zimmer«, dozierte er, während es steil bergauf ging. »Na, und jetzt probieren wir es einfach mal aus.«
»Eine Dienstauffassung ist das«, stöhnte Elfriede Schuhmann mit gespielter Empörung und ließ sich dann in den Sitz zurücksinken wie in eine gemütliche Höhle.
Der Kaffee, den sie auf der sonnigen Terrasse getrunken hatten, war wirklich ausgezeichnet gewesen, genauso gut wie das Auberginengemüse und das Lendchen in Rahmsoße.
Als sie wieder auf der Bundesstraße waren, sagte Berger:
»Der Uwe Söller ist bisher der einzige, der den Mann gesehen hat, mit dem Beate Hübner verabredet war. Die Bedienung, die für die Nische zuständig ist, in der die beiden gesessen haben, hat ausgerechnet seit Mittwoch Urlaub. Costa Blanca.«
Berger machte eine Pause. »Außerhalb der Touristensaison ist es

dort bestimmt sehr angenehm, besonders wenn man dort vor Ort ermitteln muß.«
»Sei doch endlich einmal etwas bescheidener. Ein Nachmittag in Beelen ist doch auch schon etwas.«
Von Norbert Tropitz hatten sie zwei Adressen. Einmal den Hopfenweg 8 und dann den Corbinianweg 26. Die erste war die Wohnung, die zweite der »Elektronische Daten-Service«. Da es früher Nachmittag war, fuhren sie zum »Elektronischen Daten-Service«.
Der Corbinianweg lag in einem Neubauviertel, das aus einstöckigen Bungalows bestand und einen gepflegten, vornehmen Eindruck machte. Auch die Autos vor den Häusern und die Atmosphäre der Siedlung ließen darauf schließen, daß hier Leute mit Geld wohnten.
»Das ist er.« Berger deutete auf einen dunkelroten Alfa Romeo mit dem Kennzeichen Beelen – RH 797. »Nicht schlecht, der Schlitten, der ist bestimmt seine Fünfundzwanzigtausend wert.«
Der Corbinianweg war eine Sackgasse, die in einer Wendeplatte endete. Die Nummer 26 war das vorletzte Haus. Gerade als Berger hinter dem Alfa Romeo parken wollte, öffnete sich die Haustür und ein Mann trat heraus. Er stieg in den Alfa und fuhr davon. Instinktiv gab Berger Gas und fuhr hinterher. »Hast du den gesehen? Und mit dem soll ich Ähnlichkeit haben?«
Eine Ähnlichkeit mit Berger war beim besten Willen nicht vorhanden. Der Mann, der den Alfa fuhr, war etwa einssiebzig, hatte einen Bauchansatz und als deutlichstes Unterscheidungsmerkmal schwarzes, gelocktes Haar und einen dunklen Schnauzbart.
»Na, wenigstens das Alter stimmt«, scherzte Elfriede Schuhmann. Sie erntete dafür einen bösen Blick.
Längere Zeit fuhren sie durch das Wohnviertel. Es herrschte fast überhaupt kein Verkehr, selbst spielende Kinder fehlten. Dann bog der dunkelrote Wagen in eine belebtere Straße ein, fuhr Richtung Innenstadt und parkte vor einem modernen Geschäftshochhaus, in dem ausschließlich Büros, Versicherungen oder Krankenkassen untergebracht waren.
»Vielleicht war er es gar nicht«, kombinierte die Kommissarin.
»Das läßt sich sehr leicht feststellen«, antwortete Berger.
Er ging zur nächsten Telefonzelle, suchte im Telefonbuch und wählte die Nummer des »Elektronischen Daten-Service«. Eine kühle Frauenstimme meldete sich.
»Nein, Herr Tropitz ist momentan nicht zu sprechen.«
»Wo ist er denn?«
»Er ist momentan außer Haus.«

»Wann kommt er zurück?«
»Um was handelt es sich denn?«
»Ich hätte ihn gerne gesprochen.«
»In welcher Angelegenheit?«
»In einer wichtigen.«
Er legte auf und ging zu Elfriede Schuhmann zurück, die beim Auto gewartet hatte. Sie lehnte rauchend an einem Kotflügel.
»Tropitz ist momentan außer Haus«, imitierte er die kühle Stimme der Sekretärin.
»Sollen wir auf ihn warten?«
»Nein, wir fahren zu seiner Frau. Eine Ehefrau weiß immer, wo ihr Mann steckt.«
»Das meinst aber auch nur du.«
»Wieso?«
»Ach, lassen wir das. Ich halte die Idee mit der Ehefrau jedenfalls für bescheuert. Stell dir vor, bei deiner Susanne taucht die Polizei auf, weil sie dich verdächtigt, daß du dein Verhältnis umgebracht hast. Die Folgen kannst du dir ja selber ausmalen.«
Berger gab keine Antwort. An seiner Reaktion merkte sie, daß sie wieder einen wunden Punkt berührt hatte.
Um vier Uhr wollten sie es nochmals bei dem »Elektronischen Daten-Service« probieren. Vorher blieb noch Zeit, sich die Wohnung von Beate Hübner anzusehen und mit ihrem Arbeitgeber zu sprechen.
Das Häuschen lag in einer Gegend, in der einer noch den anderen kannte. Es war eine natürlich gewachsene Siedlung. Die kleinen Häuschen standen in Gärten, in denen Lauch, Kraut, Karotten und Bohnen wuchsen. Die Nummer 24 unterschied sich von den übrigen Häusern. Statt des Gemüses wucherten im Garten Gras, Bäume und Büsche wie in einem verwilderten Park. Die Mauern waren von Efeu umrankt und ähnelten einem verwunschenen Schloß aus der Märchenwelt. Am seltsamsten war, daß das Haus zwei Eingänge hatte, einen im Hyazinthenweg und einen im Narzissenweg. Von dort lief ein Kiesweg zu einer hölzernen, freistehenden Treppe, die zu einem Balkon führte, der ebenfalls völlig mit Holz verkleidet war, so daß man nicht hineinsehen konnte.
Elfriede Schuhmann probierte die Klinke der schmiedeeisernen Gartentür im Hyazinthenweg. Sie war verschlossen. Auf ihr Klingeln öffnete sich ein vergittertes Fensterchen neben der Haustür.
»Was wollen Sie denn?« fragte eine grauhaarige Dame, die bestimmt schon über siebzig war.
Elfriede Schuhmann sagte ihr Sprüchlein.

»Sie müssen schon lauter sprechen. Ich höre nicht mehr so gut«, war die Antwort.
Berger stöhnte und übernahm es, der Frau zu erklären, was sie von ihr wollten.
»Oh«, sagte die weißhaarige Dame, drehte sich von dem Fenster weg zu jemandem, der hinter ihr stehen mußte, und sprach etwas, was beide jedoch nicht verstehen konnten.
Dann wurde das Fensterchen geschlossen. Man hörte, wie ein Riegel aufgeschoben wurde, dann klirrte eine Kette, ein Schloß schnappte, ein Schlüssel wurde umgedreht. Jetzt öffnete sich die Haustür, und zwei kleine alte Damen standen im Türrahmen.
Als sie bei Martha und Maria Hegewall im Wohnzimmer saßen und dünnen Tee aus hauchdünnen Täßchen tranken, erfuhren sie, daß die Damen mit Beate Hübner, die erst seit einem halben Jahr in der Wohnung im ersten Stock gelebt hatte, recht zufrieden gewesen waren. Martha Hegewall erhob sich aus dem Ohrensessel, trippelte zu einer Kommode und zog unter einem Spitzendeckchen einen Schlüssel hervor. Damit öffnete sie eine Zimmertür, und man hörte, wie sie im Raum nebenan mit weiteren Schlüsseln hantierte und schließlich mit einem Büchlein zurückkam.
Es war ein Quittungsheft, auf dem der Name der Toten stand. Mit Sütterlinschrift war darin eingetragen, daß Beate Hübner pünktlich am Ersten jeden Monats ihre Miete bar bezahlt hatte. Selbst die Uhrzeit hatten die Damen vermerkt. Die Pünktlichkeit, mit der Beate Hübner ihre Miete ablieferte, mußte den beiden gefallen haben. Sicher hatten sie darauf bestanden, bar bezahlt zu werden, denn sie trauten einem Geldschein bestimmt mehr als einem Überweisungsformular.
Von dem Tod ihrer Mieterin hatten sie aus der Lokalzeitung erfahren. Der erste Schock war also schon überwunden, und die beiden Damen plauderten über die Tote wie über eine liebe verstorbene Verwandte.
»Ihre Mutter ist ja auch schon tot. Sie hat gar niemand mehr gehabt«, seufzte Maria Hegewall und betupfte die wimpernlosen Augen mit einem weißen Spitzentaschentuch.
»Auch keinen Freund?« versuchte es Elfriede Schuhmann.
»Männer! Das sind doch nie wahre Freunde, nicht wahr, Maria?« Sie blickte zu ihrer Schwester, die zustimmend nickte.
»Hat er sie oft besucht?«
»Einmal in der Woche bestimmt. Aber so genau haben wir nicht aufgepaßt. Der Eingang führt ja auch über die Treppe«, erklärte Martha Hegewall.

»Aber er ist nie später als um Mitternacht gegangen«, fügte Maria Hegewall mit erhobenem Zeigefinger hinzu.
»Obwohl wir es noch lieber gesehen hätten, wenn er nur bis zehn geblieben wäre, nicht wahr, Maria?« ergänzte die Schwester und wartete wieder auf das zustimmende Nicken.
»So, jetzt sehen wir schon etwas klarer«, sagte Elfriede Schuhmann, als sie in Richtung Corbinianweg fuhren. Von den beiden Damen waren sie durch vielfältig verschlossene Türen wieder nach draußen begleitet worden und hatten sich anschließend die nette kleine Wohnung von Beate Hübner angesehen. Die beiden Damen waren natürlich ebenfalls die Treppe zu dem hölzernen Balkon mit hinaufgestiegen und erzählten freimütig von ihrer früheren Mieterin. Auch eine Personenbeschreibung des Freundes bekamen sie. Diesmal hatte der Mann, der immer bis Mitternacht blieb, keine so verblüffende Ähnlichkeit mit Berger. Mit dem schnauzbärtigen Schwarzhaarigen hatte er noch weniger gemein.
Bei dem »Elektronischen Daten-Service« empfing sie eine Frau mit langem, wallendem, blauschwarzem Haar. Sie trug einen weißen Anzug, wie ihn Maler oder Maurer als Berufskleidung benutzen. Der einzige Unterschied war, daß ihr Anzug in der Taille gerafft war und über eine Unmenge von Reißverschlüssen verfügte, an denen drei metallene Kügelchen baumelten, die in eine vierte, größere Kugel mündeten.
»Sind Sie angemeldet?« Es war die kühle Stimme vom Telefon.
»Nein«, antwortete Berger, der in solchen Situationen wesentlich besser abschnitt als die Kommissarin.
»Um was handelt es sich denn?«
Berger stützte den Ellenbogen in den Türrahmen, lehnte den Kopf auf die Hand und stellte ein Bein über das andere. Mit einem schiefen Grinsen sah er der Schwarzhaarigen ins Gesicht, deutete mit dem Daumen auf den Alfa, der jetzt wieder vor der Tür parkte, und sagte: »Wir wollen zu Herrn Tropitz. Natürlich nicht ohne Grund – wir sind von der Kriminalpolizei.«
Das genügte.
»Bitte.« Nun klang die Stimme nicht mehr so kühl. Die Sekretärin gab den Weg frei und stöckelte davon.
Der Raum, den sie betraten, sah so aus, wie sich Berger die Innenarchitektur im Jahr 2000 vorstellte: er war groß und leer, bis auf eine Art Theke aus weißem Plastik, die wellenförmig in den Raum hineinragte. In der Mitte des Raums, dessen Fußboden aus einer dunkelblauen, spiegelnden Fläche bestand, ragten mehrere weiße Eier auf, die auf weißen Stielen saßen. Betrachtete man diese Gebilde

näher, so stellte man fest, daß sie nur von hinten wie Eier aussahen. Von vorn erkannte man, welche Funktion sie erfüllten, denn in der Öffnung lagen Sitz- und Rückpolster aus glitzerndem türkisfarbenem Stoff.
Als Wand- und Deckenschmuck ragten blau-weiße Kunststoffgebilde, die die Form von Quadraten, Spiralen oder Dreiecken hatten, nebeneinander und übereinandergeschichtet in den Raum hinein. Eine überdimensionale Plastik nach dem gleichen Bauprinzip stand in der linken Ecke des Raumes. Während Berger in die Betrachtung dieser futuristischen Einrichtung vertieft war, kehrte die schwarzhaarige Dame mit zwei Herren zurück. Einen davon kannten sie schon. Es war der dunkelhaarige Mann, der in dem Alfa davongefahren war. Der andere sah auch ganz anders als Berger aus. Berger atmete innerlich auf und verglich das runde Gesicht des Mannes mit seinen länglichen, kantigen Zügen. Seine eigene Nase war schmal und lang, die seines Gegenübers ragte kräftig, mit ausladenden Nasenflügeln aus dem Gesicht heraus. Sicher hätte Berger den Vergleich noch länger durchgeführt, wenn nicht Elfriede Schuhmann das Gespräch begonnen hätte.
»Wir möchten zu Herrn Tropitz.«
»Das bin ich«, meldete sich der Mann mit der kräftigen Nase. Er trug einen sportlich-eleganten Leinenanzug und wirkte sehr gepflegt. Man merkte, daß er viel auf sein Äußeres hielt.
»Und wer sind Sie?« fragte sie den Schnauzbärtigen.
»Freddy Dämhagen. Bitte, nehmen Sie doch Platz«, er zeigte auf die weißen Plastikeier. Als sich Elfriede auf dem glitzernden Polster niederließ, glaubte sie, daß der Boden schwankte. Doch es war nicht der Boden, sondern das Sitzei, das auf einem elastischen Stiel saß und das sich je nach Körperbewegung in seiner Position verändern ließ. Sie sah zu Berger hinüber, ob er mit den gleichen Schwierigkeiten zu kämpfen hätte. Doch er hatte es geschickter angefangen. Er saß vornübergebeugt und hatte die Ellbogen auf die Knie gestützt. Für diese Haltung war Elfriede Schuhmann zu klein. Mit den Füßen erreichte sie kaum den Boden und lag jetzt in dem nach hinten geneigten Ei, das immer weiter zurücksank. Freddy Dämhagen beobachtete die Kommissarin und grinste sie überlegen an.
Die Schwarzhaarige in Weiß brachte in kleinen schwarzen Tassen, die innen weiß lackiert waren und einen Henkel im Winkel von neunzig Grad hatten, Kaffee herein.
Nun saß auch die Kommissarin wieder gerade.
»Wir hätten gern mit Herrn Tropitz gesprochen.«
»Wir sind Partner, Herr Tropitz hat vor mir keine Geheimnisse.«

»Gut. Wir untersuchen den Mord an Beate Hübner.« Elfriede Schuhmann suchte den Blick von Tropitz. »Sie sind als letzter mit ihr gesehen worden.«
»Bitte, kommen Sie mit.« Unvermittelt stand Tropitz auf und ging eilig davon. Der Raum, in den sie geführt wurden, sah ganz normal aus, vermutlich war es das Arbeitszimmer von Tropitz. An der Tür wandte sich Berger nochmals um und grinste höhnisch zu Dämhagen zurück, der jetzt einen ziemlich belämmerten Eindruck machte.
Sie saßen sich gegenüber und schwiegen. Keiner sagte ein Wort. Je länger die Stille andauerte, desto nervöser rieb sich Tropitz die Hände. Ab und zu fuhr er sich mit der Hand durch das Haar. Aha, ein spitzer Haaransatz, dachte sich Berger, so etwas habe ich auch nicht, stellte er befriedigt fest. Sie schwiegen immer noch.
»Ohne meinen Anwalt sage ich gar nichts«, kam jetzt die gepreßte Stimme von Tropitz.
»Aber, aber; in welch verdächtige Situation manövrieren Sie sich denn hinein«, Berger genoß es sichtlich, wie Tropitz immer unruhiger wurde. »Haben Sie etwas zu verbergen, weil Sie gleich nach einem Anwalt schreien? Wir wollen doch nur von Ihnen wissen, um welche Zeit sich Beate Hübner von Ihnen verabschiedet hat.«
»So gegen zehn.« Er atmete hörbar auf.
»Dann hat das Rendezvous aber nicht sehr lange gedauert?«
»Nein.«
»Nur zwei Stunden? Und deswegen sind Sie extra nach Stuttgart gefahren? Wann waren Sie denn zu Hause?«
»Um elf.«
»Ihre Frau kann das doch sicher bestätigen?«
Tropitz zuckte zusammen.
»Es ist Ihnen doch nicht unangenehm, wenn wir Ihre Frau fragen?«
Tropitz schluckte trocken und rieb sich wieder die Hände.
»Ganz, wie Sie wollen«, brachte er endlich hervor.
»Ihre Frau kann also bestätigen, daß Sie um elf Uhr zu Hause waren? Sie haben Beate Hübner nach Degerloch gebracht und sind dann sofort nach Beelen zurückgekehrt?«
»Nein.«
»Das müssen Sie uns schon näher erklären.«
»Ich habe sie nicht nach Degerloch gebracht. Sie wollte unbedingt mit der Straßenbahn fahren.«
»Ach ja, richtig. Sie hatten ja einen fürchterlichen Streit. Warum eigentlich?«

Nach dieser Frage zuckte Tropitz wieder zusammen. Endlich sagte er: »Wir haben uns getrennt, darum bin ich auch nach Stuttgart gefahren. Wenn ich das geahnt hätte...« Verzweifelt schlug er die Hände vors Gesicht und brach in Tränen aus. Als er sich beruhigt hatte, ging Berger nochmals in die Offensive:
»Ausgerechnet, wenn Ihre Freundin auf einem viertägigen Lehrgang ist, müssen Sie ihr hinterherfahren, um sich von ihr zu trennen?«
»So konnte es einfach nicht mehr weitergehen.«
»War Beate Hübner mit der Trennung einverstanden?«
Tropitz schüttelte den Kopf.
»Aber das hat Sie nicht weiter gestört?«
Wieder schlug Tropitz die Hände vors Gesicht.
»Sie wollten sie loswerden, stimmt's?«
»Ich habe es einfach nicht mehr ausgehalten.« Tropitz atmete schwer und krümmte den Oberkörper nach vorne. »Diese ewigen Lügen, zu Hause mußte ich lügen, bei Beate mußte ich lügen... ich habe es einfach nicht mehr ausgehalten.«
»Da sind Sie nach Stuttgart gefahren und haben mit ihr Schluß gemacht.«
»Was hätte ich denn sonst tun sollen?«
»Haben Sie das nicht vorher gewußt?«
Tropitz sah ihn aus großen Augen verständnislos an.
»Man weiß doch, was einen erwartet, wenn man in einer festen Beziehung lebt und sich dann noch zusätzlich einen Betthasen aufreißt. Das haben Sie doch auch gewußt.«
»Ich... nein, ich habe es mir nicht so schlimm vorgestellt.«
»Mehr als ein Betthase war sie ja doch nicht für Sie.«
»Ich weiß nicht.«
»Nur so ein kleines Abenteuer nebenbei, was?«
»Nein, das ist nicht wahr«, protestierte Tropitz plötzlich laut. »Am Anfang, ja, da ging es für mich wirklich nur um den Erfolg. Einfach zu testen, ob ich überhaupt noch eine Ausstrahlung auf Frauen besitze. Das ist doch verständlich, oder nicht? Wie sich das entwikkeln würde, das hab' ich doch nicht vorausahnen können – gemeinsam Urlaub und so. Ich habe schließlich Familie, da kann ich nicht einfach vier Wochen weg. Aber das hat sie nicht verstanden.«
»Ungerecht war sie auch noch«, spottete Berger. Elfriede Schuhmann gab ihm mit dem Fuß einen Stups, denn ihr war klar, daß Tropitz nicht der Mörder von Beate Hübner sein konnte. Er mochte zwar ein Frauenheld und ein Windbeutel sein, aber ein Mörder, nein, das war er nicht. Das mußte auch Berger inzwischen wissen.

Doch ihm kam es jetzt darauf an, Tropitz moralisch unter Druck zu setzen, und das gelang ihm allem Anschein nach recht gut. Tropitz versuchte nun, sich zu verteidigen.
»Ich konnte doch mit ihr nicht mal ins Kino oder ins Theater. Wenn mich da jemand gesehen hätte! Beelen ist doch ein Kaff. Da kennt jeder jeden.«
»Das ist Ihnen alles hinterher aufgegangen? Reichlich spät, muß ich sagen. Ist Ihnen überhaupt schon einmal aufgefallen, daß Beate Hübner noch am Leben wäre, wenn sie sich nicht am Dienstag mit Ihnen getroffen hätte? Haben Sie daran schon einmal gedacht?«
»Ja«, schrie Tropitz auf und sank mit dem Kopf auf die Arme. Knockout. Elfriede Schuhmann spürte richtig, wie Berger innerlich befriedigt war. Unvermittelt stand Berger auf und verließ wortlos den Raum.
Bei den Sitzeiern standen die schwarzhaarige Frau und der dunkelhaarige Mann, und beide sahen verwundert zu ihm hinüber. Berger ging auf die beiden zu und fragte: »Woher haben Sie denn diese außergewöhnliche Einrichtung?«
»Von Studenten der Fachhochschule für Design. Es war eine Abschlußarbeit von einer Gruppe von vier Absolventen. Wir haben für diese Arbeit unseren Raum zur Verfügung gestellt.«
»Ach, umsonst war das auch noch?«
»Nein, das Material haben wir selbst bezahlt.«
»Wie nobel.«
Berger gab einem der Sitzeier einen kräftigen Stoß, so daß es hin und her pendelte. Beinahe hätte es im Zurückschwingen Freddy Dämhagen gestreift, der sich aber durch einen Sprung zur Seite in Sicherheit bringen konnte.
Elfriede Schuhmann stand schon draußen. An den Kotflügel gelehnt wartete sie auf Berger.
»Bloß weg von hier«, sagte er und trat aufs Gas. Sie fuhren in Richtung Zentrum und setzten sich in ein Café. Selbst in dieser kleinen Stadt begann es hektisch zu werden, sobald der Feierabend nahte. Mit vollen Einkaufstüten eilten berufstätige Mütter durch die Straßen. Autoschlangen schoben sich auf der verstopften Fahrbahn Meter um Meter nach vorn. Zweiradfahrer kurvten gefährlich nahe an den Kotflügeln vorbei.
Berger rührte in seiner Tasse: »Dieser Tropitz ist ein Schwein. Trotzdem hat er mir leid getan.«
»Dafür hast du ihn aber ganz schön hart angepackt.«
»Ja, weil er ein Schwein ist; und das allerschlimmste ist, ich bin auch so ein Schwein.«

Verständnislos sah Elfriede Schuhmann zu ihm hinüber.
»Das glaubst du nicht? Aber es stimmt. Soll ich dir sagen, was ich am Dienstag gemacht habe? Ich habe mich mit einem Mädchen in einem Café getroffen, um Schluß zu machen. Einem Mädchen, das ich vor ein paar Wochen aufgerissen habe, um vor meinen Skatbrüdern zu protzen.« Berger fingerte nach einer Zigarette und zog hastig den Rauch ein. »Dann ist das gleiche passiert wie bei Tropitz. Sie wollte nicht nur mit mir ins Bett, sondern mal ins Kino, mal ins Theater, das nächstemal sollte ich mit ihr auf eine Party. Da habe ich mich immer mehr in Lügen verstrickt. Susanne habe ich angelogen, wenn ich mich abends mit dem Mädchen treffen wollte, und das Mädchen habe ich angelogen, wenn ich keine Lust hatte, Susanne anzulügen.«
Elfriede Schuhmann beobachtete, wie es in Bergers Gesicht zuckte. Sie wußte nicht, was sie sagen sollte. Sie fand Bergers Verhalten falsch, konnte und brauchte es ihm aber nicht zu sagen, denn er wußte es schließlich selbst.
»Am Dienstag habe ich dann Schluß gemacht, weil ich nicht mehr wußte, wie es weitergehen sollte. Zuletzt war ich auf das Mädchen so wütend, daß ich sie beinahe gehaßt habe. Im Grunde hat der Haß aber mir gegolten.«
Nachdem sich Berger seinen Kummer von der Seele geredet hatte, wirkte er etwas gelöster. Elfriede Schuhmann hatte immer noch nichts gesagt, denn zu sagen gab es ja nichts. Bestimmt erwartete Berger auch nicht, daß sie ihm gute Ratschläge gab.
Sie sah auf die Uhr und stellte fest, daß sie sich beeilen mußten, wenn sie noch vor Ladenschluß in der Drogerie sein wollten, in der Beate Hübner gearbeitet hatte.
Das Geschäft lag etwas außerhalb des Zentrums in einem Einkaufsviertel, wo es auch einen Bäcker, einen Metzger, eine Bank und einen Blumenladen gab. Wilhelm Müller, der Besitzer der Drogerie, war ein farbloser Mann in den Fünfzigern. Er hatte eine Glatze, einen beachtlichen Bauch und gehörte zu jener Sorte von Ladenbesitzern, die ihre Kunden beim Namen kennen und über ihre persönlichen Interessen und Verhältnisse Bescheid wissen. Er führte die Kriminalbeamten nach hinten ins Büro und bot ihnen Stühle an. Er konnte es noch immer nicht fassen, daß seine Mitarbeiterin ermordet worden war.
»Sie hat erst vor einem halben Jahr bei mir angefangen. Trotzdem hat sie schon richtig zur Familie gehört.«
Damit meinte er vermutlich sich und seine Angestellten.
»Gab es Anzeichen, daß Beate Hübner bedroht wurde?«

»Nein, das hätte sie mir sicher gesagt.«
»Bekam sie anonyme Anrufe oder ähnliches?«
»Hier im Geschäft jedenfalls nicht.«
»Wirkte sie in letzter Zeit verstört oder verschlossen?«
»Ganz und gar nicht.«
»Vielleicht schweigsamer als sonst?«
»Sie war eine ruhige Frau; ausgeglichen, würde ich sagen. Sie sprach nie sehr viel. Als Mitarbeiterin war ich mit ihr sehr zufrieden, denn sie war flink und aufmerksam und kam mit den Kunden gut zurecht. Sie war eigentlich bei allen beliebt.«
»Sie wissen nicht, warum sie ihre frühere Stelle gekündigt hat?«
»Nein.«
»Können wir einmal mit Ihren Angestellten sprechen?«
»Aber natürlich.«
Die zwei Drogistinnen und der männliche Lehrling konnten nur wenig sagen. Von bedrohlichen Anrufen oder Besuchern wußte keiner etwas. Einer der Frauen hatte Beate Hübner anvertraut, warum sie ihren Arbeitsplatz gewechselt hatte. Es war auch der Grund, warum sie bei den beiden alten Damen eingezogen war. Vor einem halben Jahr hatte sie sich von ihrem Freund getrennt. Die beiden arbeiteten in der gleichen Drogerie und lebten in einer gemeinsamen Wohnung. Um der Trennung einen endgültigen Charakter zu geben, hatte Beate Hübner nicht nur die gemeinsame Wohnung aufgegeben, sondern auch den Arbeitsplatz gewechselt. Der Name des früheren Freundes war Martin Holdt. Sie kannten den Namen schon von dem Fernschreiben aus Beelen, hatten mit ihm aber noch nicht sprechen können.
»Ich habe keine Lust, nach Stuttgart zurückzufahren.« Berger sah auf die Uhr. »Kurz vor sieben, da fahren wir voll im Stau.«
»Bleiben wir doch noch etwas hier.«
»Wenn ich mir vorstelle, ich sitze den ganzen Abend Susanne gegenüber – schrecklich. Irgendwie hat sie schon mitbekommen, daß etwas nicht stimmt.«
»Ich an deiner Stelle würde mit ihr über den Seitensprung reden.«
»Tu ich auch, aber nicht heute. Es reicht doch schon, wenn ich ein schlechtes Gewissen habe. Wenn ich mir auch noch Vorwürfe anhören muß...« Er ließ den Rest des Satzes in der Luft hängen.
Elfriede Schuhmann hatte auch keine Lust, nach Stuttgart zu fahren. Alles, was sie erwartete, war eine leere Wohnung in einem Botnanger Hochhaus. Dort, in dieser Trabantenstadt, wohnten über dreitausend Menschen, und sie kannte keinen einzigen davon.

»Hast du eine Zahnbürste dabei?« fragte sie unvermittelt, als wäre es schon beschlossene Sache, daß sie hier übernachten wollten.
»Nein. Und du?«
»In der Drogerie Müller, da hätten wir welche bekommen können.«
»Dazu Zahnpasta, Seife, einen, nein, zwei Waschlappen, zwei Wegwerfunterhosen und einen Kamm.«
»Vergiß nicht dein Rasierzeug.«
»Morgen ist Samstag, da lasse ich mir einen Bart stehen!«
»Was glaubst du, wie der geguckt hätte, wenn wir ihm unsere Einkaufsliste vorgelegt hätten.«
Über die mögliche Reaktion des Drogisten gerieten sie derart in Heiterkeit, daß sie auf offener Straße laut vor sich hin lachten. Selbst als einige Passanten stehenblieben und sie kopfschüttelnd anstarrten, lachten sie weiter.
Der Abend endete genauso lustig, wie er begonnen hatte. Selten hatte sie sich mit Berger so gut verstanden. Untergehakt waren sie von dem Weinlokal, das sie nach dem Restaurant besucht hatten, zu ihrem Hotel gelaufen. Als Elfriede Schuhmann im Bett lag und sich unter die Decke kuschelte, fühlte sie sich richtig wohl. So wohl wie schon lange nicht mehr. Sie bauschte ihr Kopfkissen zurecht und schlief ein.

7. Kapitel

Am nächsten Morgen war der Himmel mit dunklen, niedrig fliegenden Wolken verhangen, und es goß in Strömen. Seit Wochen hatte es nicht mehr so geregnet. Beide hatten tief und fest geschlafen, was vielleicht dem Trollinger zuzuschreiben war, und erst am Morgen merkten sie, welche Ströme von Wasser herunterprasselten.
»Eigentlich wollte ich über die Landstraße nach Hause fahren. Aber jetzt...« Berger ließ den Rest des Satzes in der Luft hängen und deutete statt dessen auf die dicken schweren Tropfen, die auf die Windschutzscheibe klatschten.
»Macht doch nichts«, antwortete Elfriede Schuhmann und meinte das scheußliche Wetter. »Die Landstraße bei Regen ist mir zehnmal lieber als die Bundesstraße bei Eis.«
»Dein Vorschlag hinkt zwar ein bißchen, aber das ist nicht weiter schlimm.« Berger setzte den Blinker und bog nach links ab. »Auf

unserer Strecke liegen ein paar Dörfer mit sehr ulkigen Namen. Die wollte ich mir schon lange einmal anschauen. Da gibt es Orte, die heißen Schirchendorf, Pfrentschweiher, Ödpielmannsberg oder Dötsch.«
»Nicht schlecht«, gab die Kommissarin zu und betrachtete den Wald, durch den sie fuhren. Trotz des Regens leuchtete das Herbstlaub in allen Farben, nur die Blautöne fehlten. Während sie das Farbenspiel beobachtete, arbeiteten in ihrem Hinterkopf die Fragen weiter, die im Fall Beate Hübner noch ungeklärt waren. Das waren fast alle.
Von Tropitz konnte man annehmen, daß er als Mörder nicht in Frage kam. Er hatte ja erreicht, was er wollte: die Trennung von Beate Hübner. Er war wieder der treue Ehemann geworden, bis er eines Tages wieder einmal seine Anziehungskraft auf Frauen testen wollte.
Über Beate Hübner wußten sie immer noch nicht allzu viel. Anscheinend mußte sie sehr zurückgezogen gelebt haben. Vielleicht hatte sie sich nicht nur von ihrem Arbeitsplatz und ihrem Freund getrennt, sondern auch von ihrem früheren Bekanntenkreis. Es mußte in ihrem Leben eine Wende gegeben haben, die zeitlich mit dem Arbeitsplatzwechsel zusammengefallen war. In ihrer Wohnung, die mit schwedischen Möbeln aus Kiefernholz eingerichtet, aber noch nicht komplett war, sah es aus, als hätte sie nicht nur den Freund, sondern auch die gemeinsamen Möbel zurückgelassen.
Alles wirkte neu und unbenutzt. Auch gab es noch Lücken, wo das eine oder andere Möbelstück noch Platz gehabt hätte. Vermutlich waren Beate Hübners finanzielle Mittel begrenzt, so daß sie sich nur Stück für Stück anschaffen konnte. Vielleicht wollte sie sich auch nur Zeit lassen, weil sie noch unsicher war, was sie wohin stellen sollte, oder sie hatte einfach noch nicht das Richtige gefunden.
Der Drogistenlehrgang mußte ein Teil eines großangelegten Fortbildungsprogramms gewesen sein, denn sie fanden über dem Schreibtisch einen Stundenplan, der auf eine Korkwand gepinnt war. An drei Abenden in der Woche nahm Beate Hübner an Kursen der Volkshochschule teil. Sie hatte sich für einen italienischen Sprachkurs, Yoga für Frauen und einen Töpferlehrgang eingeschrieben. Diese Interessen mußten neu sein, denn alles waren Anfängerseminare. Die Produkte des Töpferlehrgangs standen in dem Kieferregal. Dort gab es auch ein paar Bücher zum Thema § 218, Ökologie und Atomkraftwerke. Alle Bücher waren neu und etwa bis zur zwanzigsten Seite gelesen. Anscheinend hatte Beate Hübner die Lust verloren, sich durch trockene Sachtexte zu quälen. Da-

gegen sah man den Romanen von Simmel und Konsalik an, daß die Leserin entschlossener ans Werk gegangen war.
Elfriede Schuhmann hatte Berger beobachtet, wie er routiniert die Dokumentenmappe, die Kontoauszüge und die persönlichen Notizen, Briefe, Bilder und Aufzeichnungen durchgegangen war. Da wühlte man nun in den privaten Erinnerungsstücken oder Notizen herum, die der Eigentümer nicht um alles in der Welt einem anderen Menschen gezeigt hätte. Es war ihr immer wieder peinlich, wenn sie in den persönlichen Dingen herumsuchte, die jemandem gehörten oder einmal gehört hatten. Jeder Mensch hat einen Hang zum Sammeln und hebt Dinge auf, die für ihn Bedeutung haben. Alles, was sich im Laufe eines Lebens angesammelt hat, vom Eigentümer vielleicht auch schon vergessen worden ist, zerrt dann ein Polizeibeamter ans Tageslicht, begutachtet es und bildet sich anhand der gefundenen Sachen ein Urteil über die Person, der diese Dinge einmal gehört haben.
Bei Beate Hübner gab es wenig zu finden. Vielleicht hatte sie anläßlich ihres Umzugs eine größere Wegwerfaktion durchgeführt. Seltsam war, daß es von Norbert Tropitz weder ein Bild noch einen Zettel mit seiner Adresse oder Telefonnummer gab. Von ihrem früheren Freund dagegen gab es einen ganzen Stapel Bilder: vom gemeinsamen Urlaub, von Wanderungen, einer Faschingsparty und so weiter.
Auch ein Porträt des jungen Mannes war dabei. Auf der Rückseite stand eine Widmung, unterschrieben mit *Dein Dich immer liebender Martin.* Aus dem *immer* war dann doch nichts geworden, obwohl der junge Mann, der heute bestimmt um einige Jahre älter war, so zuversichtlich und ernst blickte, daß man ihm die Zusicherung durchaus glauben konnte.
»Daß es so etwas noch gibt!« Berger stieß einen Pfiff aus. »Schau dir das einmal an!« forderte er die Kommissarin auf.
»Was hast du denn jetzt entdeckt?«
»Beate Hübner hatte wie jeder Mensch eine Mutter. Sie hieß Paula Hübner und ist vor zwei Jahren gestorben. Was Beate Hübner nicht hatte, war ein Vater. Wenigstens keinen, der aktenkundig ist.«
»Ob da der Heilige Geist mit im Spiel war?«
»Laß doch mal den Blödsinn beiseite. Normalerweise mache ich doch solche unpassenden Witze.«
»Sollen wir jetzt eine große Suchaktion nach dem Vater veranstalten?«
»Nein, natürlich nicht. Aber interessant ist die Geschichte schon. Interessant schon deshalb, weil Paula Hübner monatlich einen Be-

trag von anfangs fünfhundert, später sechshundert Mark überwiesen bekommen hat.«
»Vom Verein lediger Mütter?«
»Also Elfriede, was soll das denn?«
»Ich mag es einfach nicht, wenn man in den privaten Dingen anderer Leute herumstiert.«
»Da hast du dir den falschen Beruf ausgesucht.«
»Stimmt. Was ist jetzt mit den monatlichen Zahlungen?«
»Sie stammen vom Verein für Taubenzüchter und laufen unter der Rubrik Putz- und Aufräumarbeiten.«
»Da hatte ich mit dem Heiligen Geist also doch nicht ganz unrecht.«
Berger spielte nicht mit, sondern sprach weiter: »Zum ersten Mal wurde dieser Betrag im Mai 1957, also zur Geburt von Beate Hübner, überwiesen, das letzte Mal, als sie ihre Ausbildung abgeschlossen hatte. Das sieht doch nun wirklich nach Alimente aus.«
»Hm.«
»Vielleicht hat der gesamte Taubenzüchterverein vor fünfundzwanzig Jahren eine riesige Orgie gefeiert? Und an der Vaterschaft war jeder auf irgendeine Weise beteiligt?«
»Die Idee ist nicht von dir, mein Lieber, das habe ich schon irgendwo einmal gelesen.«
Elfriede Schuhmann war nun doch neugierig geworden, welche Auswirkung die Schwangerschaft der Bedienung Paula Hübner auf die provinzielle Moral hatte. »Erzähl mal weiter«, forderte sie Berger auf.
»Paula Hübner ist im Jahre 1957 von Birkdorf nach Ermersricht übersiedelt, wo Beate dann geboren wurde. Bis zu ihrem Tod hat die Frau dort gelebt und in der örtlichen Gastwirtschaft als Bedienung gearbeitet«, berichtete Berger. »Es sieht ganz so aus, als ob der Vater alles getan hätte, damit er anonym bleiben kann.«
»Vielleicht kann uns der ehemalige Freund von Beate Hübner einige Steinchen zu dem Puzzle liefern?«
Doch Martin Holdt konnte ihnen momentan auch nicht weiterhelfen, denn er war gerade im Urlaub; eine Flugreise nach Ibiza, vierzehn Tage Halbpension.
Anscheinend war der Herbst eine beliebte Reisezeit, sinnierte Elfriede Schuhmann. Die Bedienung aus dem Café in der Königstraße war auch gerade in Ferien. Sie selbst hatte noch gar keinen Urlaub gehabt und wußte auch nicht, ob sie Lust hätte, zu verreisen. Von dem Massentourismus in die mediterranen Länder, der aus Hotel und Sandstrand bestand, hielt sie wenig. Ihr hätte es Spaß ge-

macht, auf eigene Faust ein Land zu erkunden. Dazu hatte jedoch ihr Mann keine Lust.
Sie fuhren nun an Stoppelfeldern entlang. »Was ist denn da passiert?« Berger stoppte bei einem Polizisten in Uniform und kurbelte das Fenster herunter. Polizeiautos und ein Krankenwagen standen mitten auf der schmalen Straße, eine Gruppe Beamter lief hin und her und diskutierte.
»Hier kommen Sie nicht weiter. Sie müssen umdrehen«, sagte der Polizist, der sich in das Wagenfenster hineinbeugte.
»Das sehe ich selbst. Aber warum habt ihr denn die Straße nicht schon bei der Einmündung abgesperrt?«
Das wußte der Polizist auch nicht. Statt dessen versuchte er es mit einem barschen Ton: »Drehen Sie sofort um, Sie haben hier überhaupt nichts zu suchen.«
»Na, jetzt überschlagen Sie sich bloß nicht.«
»Auch noch frech werden, das habe ich gern. Erst gaffen wollen, weil es einen Mord gegeben hat und dann...« Weiter kam er nicht, denn Elfriede Schuhmann und Berger stürmten aus dem Wagen und eilten auf die Gruppe zu, die immer noch zusammenstand und diskutierte. Im Gehen kramte Berger nach seinem Ausweis und hielt ihn dem nächstbesten Beamten unter die Nase.
»Mordkommission Stuttgart!«
»Das ging aber wirklich schnell«, meinte der verblüffte Beamte.
»Tja, das ist eben unser kriminalistischer Spürsinn.«
Elfriede Schuhmann besah sich mittlerweile schon den Tatort. Am Straßenrand, das heißt, auf dem Grünstreifen des schmalen Fahrwegs stand ein dunkelblauer Mercedes Diesel. Die Fahrertür stand offen, und es sah so aus, als wäre der Besitzer nur für einen Moment ausgestiegen. Einige Meter weiter lag er im Gras. Am Hinterkopf klaffte eine Wunde, die durch den prasselnden Regen hellrot leuchtete. Vor seinem Tod hatte sich der Mann, er mochte etwa fünfundsechzig sein, mit beiden Händen im Gras festgekrallt. Seine Augen waren entsetzt aufgerissen, als hätte er etwas vor sich gesehen, das er nicht begriff. Neben dem Mann lag ein dickes Eisenrohr. Das mußte die Tatwaffe sein. Blut war daran nicht mehr zu sehen, der Regen hatte bestimmt alle Spuren verwischt.
Unsicher standen die uniformierten Beamten um den Tatort herum und wußten nicht so recht, was sie tun sollten. Mord kam wahrscheinlich hier nicht sehr häufig vor. Elfriede Schuhmann gab den Beamten einige Anweisungen.
»Haben Sie schon die Autonummer durchgegeben?« wandte sie sich an einen Beamten.

»Nein.«
»Haben Sie sonst irgend etwas getan, um die Identität des Toten festzustellen?«
»Nein.«
»Vielleicht könnten Sie das veranlassen.«
»Das brauchen wir nicht.« Er deutete auf den Mann im Gras. »Das ist der Alfons Stegmaier aus Wildeppenrieth. Den kennt hier jedes Kind.«

»Da scheint es eine lokale Größe erwischt zu haben«, sagte Helmut Berger drei Stunden später stirnrunzelnd zu der Kommissarin. »Nach Raubmord sieht es nicht aus. Geld, Papiere, alles da.«
Sie waren immer noch naß, saßen jetzt aber im Trockenen, allerdings in einem Raum, in dem eisige Stimmung herrschte.
»Wenn die sauer sein wollen, dann laß sie doch«, meinte Berger, als sie gerade für einige Minuten allein waren. Das bezog sich auf die Kollegen von der Kriminalpolizei in Beelen, auf deren Revier sie saßen, und von denen sie teils versteckte, teils offene Vorwürfe zu hören bekommen hatten, weil sie im Fall Beate Hübner in Beelen ermittelten, ohne sich vorher mit ihnen in Verbindung zu setzen.
»Das mag zwar ein Formfehler gewesen sein, aber wo kämen wir denn hin, wenn wir überall erst die Runde mit einem Anstandsbesuch machen würden«, kommentierte er kühl die Vorhaltungen der Beelener Kollegen.
Elfriede Schuhmann war da etwas weniger gleichgültig. Schließlich mußten sie jetzt, nachdem es noch einen zweiten Mord gegeben hatte, mit den Herren zusammenarbeiten. Das wollte sie unter Bedingungen tun, die so günstig wie möglich waren. Das Polizeipräsidium Stuttgart war die übergeordnete Dienststelle, doch konnten die Beelener Kollegen ihre Arbeit erheblich erschweren, wenn sie auf stur schalteten.
Die frostige Stimmung taute etwas auf, als Elfriede Schuhmann zu erkennen gab, daß sie dringendst auf die bereits vorhandenen Informationen über Alfons Stegmaier angewiesen war. Es dauerte noch etwas, bis sich der Redeschwall des Kripobeamten zu einem Wasserfall angereichert hatte, doch dann war er kaum mehr zu bremsen.
Alfons Stegmaier gehörte tatsächlich zu den bekannten Persönlichkeiten. Eine lokale Größe, dem einiges an Grund und Boden gehörte, der Vorsitzender vieler Vereine war, der sich immer noch als Wildeppenriether bezeichnete, obwohl das Dorf bereits 1955 eingemeindet worden war, und der fünf Kinder gezeugt hatte, von de-

nen man mit Fug und Recht behaupten konnte, daß aus ihnen etwas Rechtes geworden war. Die Kinder, die zur Hochzeit alle einen Bauernhof vom Vater bekommen hatten, weil dies in Notzeiten die einzige Sicherheit war, lebten verstreut im Umkreis von etwa zwanzig Kilometern. Einem von ihnen mußte man jetzt die traurige Nachricht überbringen.

Elfriede Schuhmann entschied sich für Herbert Stegmaier, den jüngsten Sproß der angesehenen Familie, weil er am nächsten wohnte. Im Gegensatz zu seinen Geschwistern war er nicht Landwirt, sondern betrieb seit etwa fünf Jahren ein renommiertes Speiselokal mit einer exklusiven Küche. Es hieß *Kupferkessel* und lag im Lohbachwinkel, einem, wie der Name schon vermuten ließ, etwas abgelegenen Ort. Dies tat aber der Popularität des Lokals keinen Abbruch, obwohl man gut zehn Kilometer auf kurvenreicher, enger Straße bergauf und bergab fahren mußte, bis man schließlich in ein Tal kam, das so malerisch lag, daß man darin spazierengehen wollte.

Gott sei Dank war es immer noch naßkalt, und Elfriede Schuhmann und Berger steuerten auf das Haus zu, ohne auch nur einen Gedanken ans Spazierengehen zu verschwenden. Das Haus sah mit seinen Giebeln und Erkern wie ein kleines Schlößchen aus. Innen war es, wie sie später feststellten, großzügig modernisiert worden, ohne daß der Originalcharakter zerstört worden wäre.

Berger war weniger auf den Besitzer als auf dessen internationale Speisekarte gespannt.

»Warte nur ab«, frotzelte sie, »ab sofort ist wegen Trauerfall die Küche geschlossen.«

»Da bleibt nur ein Ausweg: Wir bestellen erst mal und sagen ihm erst, wenn wir die Rechnung verlangen, warum wir hier sind. Vielleicht vergißt er dann sogar zu kassieren.«

Elfriede Schuhmann war wirklich empört über soviel Pietätlosigkeit, mußte aber trotzdem lachen. Darüber ärgerte sie sich wiederum, und das hatte zur Folge, daß sie sich verschluckte und hustete.

»Habe ich mich wieder daneben benommen?« fragte er im Ton reinster Unschuld. Sie warf ihm nur einen strafenden Blick zu und betrat das Lokal.

Es war leer bis auf eine Gruppe von etwa zehn Personen. Schweigend saßen sie an dem runden Stammtisch, hatten die Hände ineinander verschränkt und sahen den beiden starr entgegen. Auffallend war, daß sich fast alle ähnlich sahen. Alle hatten eine hohe Stirn, die sich stark nach vorn wölbte, große kräftige Nasen und ein Kinn, in dem ein tiefes rundes Grübchen saß. Ein ähnliches Gesicht hatte

die Kommissarin heute schon einmal gesehen. Es war das von Alfons Stegmaier gewesen.
In der Provinz darf man den Informationsfluß und dessen Geschwindigkeit nicht unterschätzen. Seit dem Auffinden der Leiche waren immerhin fünf Stunden vergangen. Genügend Zeit, damit jemand, der den Vorfall auf irgendeine Weise mitbekommen hat, einen der Angehörigen verständigen konnte. Den Rest der Familie zusammenzutrommeln, war dann sicher einfach. Nun saßen sie, teilweise zusammen mit den Ehepartnern und den Kindern, an dem runden Stammtisch und starrten ihnen entgegen. Wie man sich in einer solchen Situation verhält, das hatte Elfriede Schuhmann schon oft üben können. Trotzdem war es jedesmal aufs neue unangenehm, den Familienangehörigen gegenüberzutreten, die von dem plötzlichen Tod noch völlig durcheinander waren, und ihnen nüchterne und sachliche Fragen zu stellen.
»Wir sind von der Kriminalpolizei in Stuttgart«, begann sie, nachdem sie an den Tisch herangetreten war. »Mordkommission«, fügte sie noch hinzu.
»Er ist erschlagen worden wie ein räudiger Hund.« Der Mann, der das sagte, mußte Herbert Stegmaier sein, denn er trug eine weiße Hose und einen doppelreihig geknöpften weißen Kittel. Elfriede Schuhmann wußte bereits, daß Herbert Stegmaier in seinem Lokal selbst am Herd stand. Seine Lehrjahre, so hatte man ihr erzählt, hatte er in den renommiertesten Hotelküchen Deutschlands absolviert.
Im weiteren Gespräch stellte sich heraus, daß Herbert Stegmaier am gefaßtesten war und man von ihm auch die genauesten Auskünfte bekommen konnte. Seine Geschwister überließen sich ganz ihrem Schmerz.
»Letzten Montag erst hat er zu mir gesagt, daß er schon lange nicht mehr ein so gutes Kesselfleisch gegessen hat«, weinte eine Frau in ihr Taschentuch, die von den Gesichtszügen her keinerlei Ähnlichkeit mit den Stegmaiers hatte. Vermutlich eine der Schwiegertöchter. Der Frau legte ein Mann, dem man wiederum seine Abstammung ansah, beruhigend die Hand auf den Arm.
»Von mir hat er sich Dampfnudeln mit Apfelschmarren für den Montag gewünscht«, schluchzte eine der Töchter.
Was es kaum mehr gab, schien hier noch Alltag zu sein. Die Stegmaiers praktizierten die intakte Großfamilie. Einmal pro Woche waren sie alle reihum bei einem der Geschwister zum Essen eingeladen. Es war jedesmal der Montag, denn am Wochenende herrschte bei Herbert Stegmaier Hochbetrieb. Dafür schloß er sein

Lokal am Montag und verbrachte seinen freien Tag mit der Familie.
Der Zusammenhalt der Stegmaiers schien sich nicht nur aufs Essen zu beziehen. An den Wochenenden halfen die Schwestern und Schwägerinnen oder deren Töchter abwechselnd in der Küche. Dafür packte Herbert mit an, wenn das Heu eingefahren werden mußte.
»Toll, daß so etwas noch funktioniert«, bewunderte selbst Berger, der weder für Ackerbau und Viehzucht, noch für Großfamilien etwas übrig hatte, den intakten Familienverband. Den meisten Kontakt hatte »der Opa«, wie er von allen genannt wurde, zu Herbert gehabt. Mit den übrigen Kindern und deren Familien traf er sich nur montags. Bei seinem Jüngsten dagegen saß er abends hin und wieder am Stammtisch, plauderte und trank, und es konnte durchaus auch vorkommen, daß er hier bei seinem Sohn übernachtete.
Das war meistens dann der Fall, wenn die beiden Jagdhunde des alten Herrn, die mit ihm grau geworden waren, unter dem Tisch eingeschlafen waren. Sobald die Hunde schliefen, beschloß Alfons Stegmaier, daß es unmenschlich sei, seine langjährigen Kameraden nochmals aufzuschrecken, um sie in die Nacht hinauszujagen. Er übernachtete dann immer im ersten Stock des Hauses. Dort hatte er sich von Anfang an ein Zimmer reserviert. »Wenn ich einmal alt bin«, sollte der Opa immer gesagt haben, »dann wird das einmal mein Ruhesitz.«
Alt hatte sich der Achtundsechzigjährige nicht gefühlt. Dazu war er noch viel zu agil gewesen. Gewohnt hatte er nach wie vor in dem alten Stammhaus der Stegmaiers, einem Bauernhof am Rande von Wildeppenrieth. Bewirtschaftet wurde der Hof schon seit fast zwanzig Jahren nicht mehr. Auf der Weide, die direkt vor dem Haus lag, graste jetzt ein Apfelschimmel. Es war ein gutes Pferd, das er selbst zugeritten hatte. Von Pferden hatte er schon immer etwas verstanden; mehr als von der Landwirtschaft, die er eigentlich nur betrieben hatte, weil es das Erbe seines Vaters gewesen war.
»Und uns hat er auch zu Bauern gemacht«, erzählte Klara Luxenhofer, die älteste Tochter.
»Sein Wahlspruch war: ›Auch in der ärgsten Not hat ein Bauer immer Brot‹«, berichtete Sohn Bernhard.
Alle seine Kinder sprachen mit Bewunderung und Respekt von ihrem Vater, der anscheinend wirklich ein Mann gewesen sein mußte, der mit beiden Beinen im Leben gestanden und kluge Entscheidungen getroffen hatte.
»Wenn ich den Schuft in die Finger kriege...« Erwin Heckel, ein

etwa vierzigjähriger Mann, der die jüngste Tochter geheiratet hatte, ballte in ohnmächtiger Wut die Fäuste.
Herbert Stegmaier legte ihm mit festem Druck die Hand auf die Schulter. Der Schwager sank am Tisch in sich zusammen und schüttelte nur verständnislos den Kopf. Seine Mundwinkel zuckten, und seine Augenlider flatterten. Schließlich hielt er es nicht mehr aus.
»Auch wenn es keiner glauben will. Ich weiß, wer schuld ist!« schrie er. Wieder legte ihm Herbert Stegmaier die Hand auf die Schulter.
Sofort ergriff Elfriede Schuhmann die Gelegenheit. »Wenn Sie einen Verdacht haben, dann ist es Ihre Pflicht…«
Sie kam nicht weiter, denn Erwin Heckel unterbrach sie.
»Verdacht? Ich weiß genau, wer es war. Der Opa hat es mir doch selbst gesagt.«
»Er hat gewußt, daß er ermordet wird?« fragte erstaunt die Kommissarin.
Nun sprachen plötzlich alle auf einmal. Ihre Stimmen schwollen an. Man merkte, daß sie alle bemüht waren, den Schwager zu beruhigen, ihm aber trotzdem das Gefühl geben wollten, daß sie ihm glaubten.
»Du mußt es doch auch wissen«, wandte sich Heckel nun hilfesuchend an Herbert Stegmaier.
»Ihr Vater hat also davon gesprochen, daß man ihn ermorden will?« versuchte die Kommissarin das Gespräch zu straffen.
»Nein«, antwortete Herbert Stegmaier.
»Wieso kommt dann Ihr Schwager zu dieser Behauptung? Wenn ich ihn richtig verstanden habe, dann hat er einen konkreten Verdacht.«
Herbert Stegmaier rieb sich nervös die Hände. Es war ihm sichtlich peinlich. »Da muß ich etwas weiter ausholen«, begann er. »Gestern abend ist der Opa im *Lamm* gewesen. Das ist eine Gaststätte in Wildeppenrieth. Dort hat er mit einem jungen Burschen Streit bekommen. Mein Schwager vermutet jetzt, daß der Bursche, den man hier überall den Indianer nennt, an allem schuld ist…«
Wieder fiel ihm Erwin Heckel ins Wort. Er war sehr aufgeregt. »Am Montag hat der Opa selbst zu mir gesagt, der Indianer hätte ihn bedroht. ›Paß auf, daß man dir nicht eines Tages einmal eine über die Rübe haut‹, das hat der Indianer wortwörtlich gesagt.«
»Alfons Stegmaier hat Ihnen das schon am Montag erzählt?« fragte die Kommissarin.
»Ja, nach dem Essen sind wir nach Brandweiher zu meiner Mann-

schaft gefahren, um beim Training zuzuschauen. Wir aus Brandweiher nehmen auch am Gerümpelturnier teil. Allerdings haben wir keine so gute Mannschaft beisammen wie der Opa. Die ›Hau drauf‹ aus Wildeppenrieth waren letztes Jahr absolute Spitzenklasse. Vermutlich werden sie dieses Jahr sogar Pokalsieger.«
»Ich verstehe immer noch nicht, was der Indianer damit zu tun hat«, unterbrach die Kommissarin.
»Das ist ganz einfach. Der Indianer und seine Freunde gehören zur Mannschaft von ›Hau drauf‹. Sie sind ja recht gute Fußballer, aber menschlich... Na, ich weiß nicht. Der Indianer hat ständig mit der Polizei zu tun, und seine Freunde sind auch nicht viel besser. Jedenfalls hat der Opa drei Spieler in einem anderen Dorf gefunden und sie gegen diese zwielichtigen Gestalten ausgetauscht. Doch da hat dann der Streit begonnen. Schließlich hat der Indianer ihm sogar gedroht. Am Freitagabend hat es dann im *Lamm* einen furchtbaren Krach zwischen dem Opa und dem Indianer gegeben... und in der Nacht hat man ihn dann erschlagen.« Er machte eine Pause und blickte in die schweigende Runde.
»Sie glauben, daß der Mann, den man Indianer nennt, ihren Schwiegervater ermordet hat, weil er ihn nicht bei dem Rumpelturnier mitspielen lassen wollte?« fragte Berger, dem das alles böhmische Dörfer waren.
»Nicht Rumpelturnier, sondern Gerümpelturnier. Das ist ein Fußballturnier von verschiedenen Mannschaften, die keinem Verein angehören, aber gerne kicken. Es findet einmal im Jahr statt. Jeder, der Lust hat, kann daran teilnehmen.«
»Und warum nennen die sich ›Hau drauf‹«, fragte Berger, der von Fußball keine Ahnung hatte. Für ihn war dies ein primitiver Sport, an dem nur primitive Menschen Gefallen fanden. Er selbst spielte Squash und Badminton.
»So heißt doch nur die Mannschaft vom Opa«, klärte Heckel ihn auf. »Da gibt es alle möglichen Namen«, erzählte er stolz. »Letztes Jahr waren es sechsundsiebzig Mannschaften. Die hießen ›Vorwärts Vögelesrain‹, ›Renner Nasenbeinbruch‹, ›Traktor Obergröningen‹, ›Einer steht immer‹, ›Hexenschuß AG‹...«
»Kennen Sie auch den Namen von dem jungen Mann, den Sie verdächtigen?« unterbrach die Kommissarin, weil sie befürchtete, alle sechsundsiebzig Mannschaften aufgezählt zu bekommen.
»Ich glaube, Pitrowski.« Er machte eine Pause. »Der Fußball, das war dem Opa seine Leidenschaft.«
»Deine aber auch«, mischte sich Elsa Heckel ein und sah trotz der verquollenen Augen fast schelmisch zu ihrem Mann hinüber.

»Das stimmt. Beim Fußball haben wir uns auch kennengelernt, der Opa und ich, meine ich natürlich.«
Elsa Heckel lachte über den Doppelsinn wie ein junges Mädchen, obwohl sie bestimmt schon Mitte Dreißig war. Auch die Geschwister lachten mit, zwar noch etwas zaghaft, aber man merkte ihnen an, daß der erste Schock schon überwunden war.
Herbert Stegmaier brachte Elfriede Schuhmann und Helmut Berger zur Tür, an der jetzt tatsächlich das Schild *Wegen Trauerfall geschlossen* hing.
»Wenn Sie noch irgendwelche Fragen haben...« Stegmaier schüttelte ihnen die Hand. »Wir sind alle noch etwas durcheinander...«, versuchte er sich zu entschuldigen. Man merkte ihm an, daß er den Verdacht seines Schwagers nicht teilte.

8. Kapitel

Der Mann, den alle den Indianer nannten, hieß wirklich Pitrowski, Rainer Pitrowski, und er sah tatsächlich aus wie ein Indianer. Nach dem verregneten Morgen schien nun wieder die Sonne, und Elfriede Schuhmann stand in einem dunklen Hausflur und blickte durch die hintere Türe auf einen kleinen Hof hinaus.
Neben hohen Grasbüscheln, die an der Mauer wuchsen, gab es einen Sandkasten, eine Schaukel und zwei Kinder. Das eine war etwa fünf Jahre alt und kullerte einen Ball zu einem anderen, das gerade Laufen gelernt hatte. Kaum hatte der Ball es erreicht, griff es mit beiden Händen danach, hob ihn auf und lief von seinem Spielgefährten weg.
»Nein«, sagte der Mann, der nur der Indianer sein konnte. Er hatte ein braungebranntes Gesicht, hohe Backenknochen, tiefliegende Augen und, was am meisten auffiel, eine überdimensionale Hakennase. Sein glattes dunkles Haar war in Kinnhöhe abgeschnitten und mit einem ledernen Stirnband zurückgebunden. Erst wenn er den Mund aufmachte, merkte man, daß er kein Indianer sein konnte; denn er sprach ein breites Schwäbisch, wie es nur die Ureinwohner eines solchen Dorfes zustande bringen.
»Nein«, sagte der Indianer zu dem Kleinkind, »du darfst den Ball nicht für dich behalten. Jetzt mußt du ihn wieder zur Kirstin zurückrollen.« Er deutete auf das fünfjährige Mädchen, das geduldig wartete.

»Sind Sie Rainer Pitrowski?« fragte Elfriede Schuhmann, die auf den sonnenbeschienenen Hof hinaustrat.
»Ja«, antwortete er fröhlich und deutete auf den Kleinen, »und das ist mein Sohn.« Das Kind breitete die Arme aus und kam mit einem glucksenden Lachen auf Pitrowski zugelaufen. Er hob es auf und stemmte es über seinen Kopf und drückte einen lauten Kuß auf das Stupsnäschen. »Und er bekommt einmal die gleiche Hakennase wie ich«, schloß er.
»Sie haben Alfons Stegmaier gekannt?«
»Ja. Er hat gestern nacht eins über den Schädel bekommen. Genauso, wie ich es vorausgesagt habe.« Er setzte seinen Sohn zur Erde, gab ihm einen liebevollen Klaps auf den windelgepolsterten Po und drehte sich wieder der Kommissarin zu.
»Wenn ich recht verstehe, dann sind sie von der Polizei, und Sie sind hier, weil Ihnen jemand gesteckt hat, ich hätte den Alten kaltgemacht. Stimmt's?«
»Ja.«
»Na also, wäre ja nicht das erstemal, daß man mir was anhängen will. Was wollen Sie denn jetzt machen?« fragte er die Kommissarin. Das wußte sie im Moment auch nicht. Rainer Pitrowski machte einen unbeschwerten, heiteren Eindruck. Ihn schien das Ballspiel seines Sohnes mehr zu interessieren als der Mord, dessen man ihn verdächtigte.
»Wann sind Sie denn gestern nach Hause gekommen?«
»Pech für mich. Es war Punkt Mitternacht, und ich habe sogar einen Zeugen. Aber das ist ein Zeuge, der nicht sprechen kann, obwohl er nicht stumm ist, wenn Sie verstehen, was ich meine.« Er deutete auf das Kind, das schon wieder mit dem Ball in der Hand von dem Mädchen weglaufen wollte. »Er ist mein Zeuge. Ich habe ihm nämlich die Windeln gewechselt, als ich nach Hause gekommen bin.« Er grinste wieder die Kommissarin an. »Die Windel habe ich noch. Falls das als Beweis anerkannt wird.« Er ging wieder auf den Jungen zu und erklärte ihm nochmals, daß das Spiel darin bestand, den Ball dem Mädchen zurückzugeben.
Unvermittelt fragte er Elfriede Schuhmann: »Wissen Sie übrigens, wie er heißt?« Er deutete auf das Kind. »Man nennt mich hier den Indianer.« Nachdenklich rieb er sich seine Adlernase. »Da habe ich mir gedacht, wenn ich ein Indianer bin, dann wird dein Sohn auch einmal ein Indianer, und dann braucht er auch einen indianischen Namen. Intschu-el-tschopi, hab' ich mir gedacht, wäre nicht schlecht. Das heißt ›Weißer Adler mit den unendlichen Schwingen‹. Es ist ein Cherokesenname. Aber dann habe ich mir gedacht,

daß es nicht zu Pitrowski paßt. Und darum heißt mein Sohn jetzt Pit. Pit Pitrowski. Wie finden Sie das?«
»Haben Sie einen Zeugen?«
»Sie halten mich für verrückt? Ich muß mich erst daran gewöhnen, daß ich des Mordes verdächtigt werde.«
»Sie haben also keinen Zeugen.«
»Nein. Aber alle haben gehört, wie ich dem Alten prophezeit habe, daß man ihm irgendwann einmal die Rübe einschlagen wird. Aber alle haben auch gehört, daß er vorher zu mir gesagt hat, daß man früher mit solchen wie mir kurzen Prozeß gemacht hätte. Wissen Sie, was das heißt?«
Ohne auf Antwort zu warten, beugte er sich wieder zu Intschu-eltschopi hinunter, der jetzt Pit hieß, und erklärte ihm nochmals das Spiel, das aus Geben und Nehmen bestand.
»Eigentlich sollte ich ihn ganz anders erziehen. Wenn ich so sehe, was alles in der Welt auf ihn wartet, dann müßte ich ihm eigentlich beibringen, wie er sich mit seinen Ellbogen durchsetzen muß. Aber irgendwo bin ich Optimist, und darum glaube ich, daß es auf dieser Welt irgendwann einmal so wird, daß alle darin leben können. Solche Typen wie der Alte haben lange genug die Fäden gezogen. Jetzt hat man ihm den Schädel eingeschlagen, und ich bedauere das nicht. Obwohl ich es nicht gewesen bin.«
»Warum sind Sie eigentlich auf Alfons Stegmaier so schlecht zu sprechen? Weil er sie bei dem Turnier nicht mitspielen läßt?«
»Das natürlich auch. Aber das hat noch andere Gründe. Wenn ich die Ihnen jetzt erzähle, dann glauben Sie mir nicht.«
»Bei dem Fußballspiel wollte er Sie einfach austauschen?«
»Wir zwei, also der Alte und ich, wir mochten uns noch nie besonders. Ohne zu übertreiben, muß ich ehrlich sagen, daß ich ein guter Fußballer bin. Stürmer. Schaun Sie nur meinen Sohn an, der hat auch schon so ein hervorragendes Ballgefühl. Das liegt uns beiden einfach im Blut. Um es kurz zu machen: Meine beiden Freunde und ich spielen in der Mannschaft, seit es sie gibt. Wir sind regelmäßig im Training und haben die Mannschaft praktisch aufgebaut. Als wir Erfolg hatten, ist plötzlich der Alte aufgetaucht. Als erstes hat er uns einen Platz besorgt, wo wir trainieren konnten. Picobello Fußballfeld, Duschkabinen, Trikots, nagelneuer Ball – alles hat der Alte besorgt. Vorher haben wir auf einer Wiese trainiert, die hat bei Regen immer unter Wasser gestanden. Trotzdem haben wir gut gespielt, einfach weil es uns Spaß gemacht hat.
Dann kam der Alte und wollte aus uns halbe Profis machen. Sogar einen Trainer hat er uns besorgen wollen. Aber das verstößt gegen

die Prinzipien und gegen den Sinn des Gerümpelturniers. Dort dürfen nur Mannschaften kicken, die seit über zwei Jahren in keinem Verein gespielt haben und die weder Geld noch sonstige Vergütungen für ihr Spiel erhalten. Ziel der Sache soll sein, daß es Spaß macht. Für den Alten hat aber nur der Sieg gezählt. Er wollte immer der Beste sein. Das habe ich ihm auch gesagt. Aber Widerspruch war etwas, was er überhaupt nicht vertragen konnte. Darum wollte er mich zum Beispiel auch auswechseln.«
Wenn ich mich mit noch mehr Leuten von diesem Gerümpelturnier unterhalten muß, dann bin ich bald Fußballexperte, dachte Elfriede Schuhmann.
»Bißchen viel auf einmal«, Pitrowski schien ihre Gedanken erraten zu haben.
»Kann man wohl sagen. Mich würde jetzt interessieren, welche Gründe Sie außerdem noch hatten, Stegmaier nicht zu mögen.«
»Da fragen Sie am besten den Wirt vom *Lamm.*«

Den Wirt vom *Lamm* wollte sich Elfriede Schuhmann für Montag aufheben. Pitrowski war nicht mehr bereit gewesen, weitere Auskünfte zu geben. Vielmehr hatte er erklärt, daß Pit frische Windeln brauche, seine Frau aus der Stadt zurückkomme und er sich darum jetzt um das Abendbrot kümmern müsse. Das kleine Mädchen wurde noch gefragt, ob es mitkommen wolle. Es hatte jedoch von dem einseitigen Ballspiel vermutlich die Nase voll und suchte sich einen anderen Spielgefährten.
Berger war auf dem Polizeirevier in Beelen gesessen und hatte sich Episoden aus dem Leben des Alfons Stegmaier erzählen lassen. Wie es meistens bei bekannten Persönlichkeiten der Fall ist, zählte auch er nicht gerade zu den Bedürftigen. Das war nicht immer so gewesen.
Sein Vater hatte einen Bauernhof mit ein paar steinigen Äckern, sumpfigen Wiesen und einigen Hektar Wald. Als in den fünfziger Jahren der Bauboom begann und Beelen und Wildeppenrieth zusammenwuchsen, da waren aus den Feldern plötzlich gewinnträchtige Bauplätze geworden. Fünfzehn DM pro Quadratmeter, das war bestimmt nicht viel. Aber in diesem Fall machte es die Menge. Für einen Hektar Ackerland konnte man, wenn man es richtig anfing, 150 000 DM erzielen. Ein Betrag, der in den fünfziger Jahren noch einen anderen Wert hatte als heute. Alfons Stegmaier fing es richtig an.
Als das Pumpenwerk Beelen Ende der fünfziger Jahre seinen Betrieb erweitern wollte, brauchte es Land von Alfons Stegmaier. Ei-

nen Teil seiner Wiesen hatte er anfangs an das PWB verkauft. Dann kam ihm eine bessere Idee. Statt zu verkaufen, verpachtete er seinen Boden. Da sich die Verhandlungen hinausgezögert und die Baupläne schon fertig auf dem Tisch gelegen hatten, war dem PWB nichts anderes übriggeblieben, als den Pachtvertrag anzunehmen. Über die Summe, die da jährlich allein durch die Pacht zusammenkam, gab es in Beelen nur Vermutungen.
Der alte Herr mußte also sehr geschäftstüchtig gewesen sein. Schließlich hatte er jedem seiner Kinder zur Hochzeit einen Bauernhof schenken können. Auch da hatte sich Alfons Stegmaier sehr geschickt verhalten.
Sobald ein Bauer seinen Hof aufgab, weil die Kinder kein Interesse daran hatten und in die Städte abwanderten, griff Stegmaier zu. Oft waren es auch kinderlose Ehepaare, die froh darüber waren, daß ihr Anwesen nach ihrem Tod weiter bewirtschaftet werden sollte. Wenn man den Erzählungen glauben durfte, dann war Alfons Stegmaier für den sprichwörtlich gewordenen Apfel und das Ei an die Aussteuer seiner Kinder gekommen.
»Für heute ist es genug«, entschied Elfriede Schuhmann und zündete sich nochmals eine Zigarette an. Die letzte hier in Beelen, befahl sie sich. Bei der Kripo in Beelen war das Stimmungsbarometer wieder etwas freundlicher geworden. Anscheinend waren die Kollegen froh, daß es ihnen erspart blieb, im Leben eines Mannes herumzusuchen, der den Honoratioren der Stadt zuzuordnen war. Sicher wären sie gezwungen gewesen, den einen oder anderen zu vernehmen, der es ihnen aufgrund seiner Position vielleicht sehr erschwert hätte, irgendwelche Nachforschungen anzustellen.
Kam man von außerhalb, dann war man in dieses Beziehungsgeflecht nicht verstrickt, brauchte auf niemanden Rücksicht zu nehmen, kam aber auch nicht so leicht an Informationen heran.
Als sie mit Berger Richtung Stuttgart fuhr, fiel ihr jemand ein, der immer über irgendwelche Informationen verfügte. Dieser Jemand hieß Hans-Peter Groß, und er war das, was Berger als »die alten Kontakte« bezeichnet hatte. Wenn Elfriede Schuhmann ganz ehrlich war, dann galt ihr Interesse nicht nur den Informationen, über die Groß eventuell verfügte. Sympathisch war er ihr schon gewesen...
Dann rief sich die Kommissarin wieder zur Ordnung. Damals hatte in Groß' Wohnung das Foto einer Frau gehangen. Sobald man die Eingangstür öffnete, lächelte von der gegenüberliegenden Wand eine wunderschöne Frau dem Eintretenden entgegen. Dieses besonders geglückte Exemplar des weiblichen Geschlechts hieß Feli-

citas, unterrichtete als Kunsterzieherin in irgendeinem Gymnasium und war die Freundin von Hans-Peter Groß.
Tja, nicht jede heißt eben Felicitas, dachte Elfriede, fuhr sich mit der schmalen Hand durch das kurzgeschnittene Haar und dachte an ihre siebenunddreißig Lebensjahre.
Berger saß schweigend hinter dem Steuer. Heute abend sollte das unvermeidliche Gespräch mit Susanne stattfinden. Ihm war nicht sehr wohl in seiner Haut. Beide waren froh, daß sie nichts sprechen mußten.
Als Berger auf den Parkplatz von Elfriede Schuhmanns Hochhaus einbog, blickte er sich suchend um. Als Autoliebhaber hatte er zwar ihren Golf entdeckt, aber den Audi ihres Mannes vermißt.
»Nanu«, sagte Berger und guckte, ob er den dunkelroten Wagen nicht doch noch entdeckte. »Allein übers Wochenende?«
Elfriede Schuhmann zuckte mit den Schultern und machte »Hm«, weil sie nicht wußte, was sie sagen sollte.
»Eheprobleme?«
»Sieht ganz danach aus«, gab sie zu.
Da tat er etwas, was er noch nie gemacht hatte. Er beugte sich zu ihr hinüber, legte seine rechte Hand auf ihren Nacken und gab ihr einen Kuß auf die Wange.
Sie knuffte Berger in den Oberarm und meinte: »Dein Wochenende wird ja auch nicht gerade erfreulich werden.«
»Bestimmt nicht«, seufzte er.
Als sie ausgestiegen war, winkte er ihr im Wegfahren nochmals zu.
Sie hatte noch nicht die Wohnungstür aufgeschlossen, da hörte sie schon das Klingeln des Telefons. Sie nahm den Hörer ab.
»Ich habe schon den ganzen Vormittag versucht, euch zu erreichen.«
»Wir waren nicht zu Hause«, antwortete Elfriede Schuhmann nichtssagend. Sie war sicher, daß Gisela, die Schwester ihres Mannes, eine andere Reaktion erwartet hatte.
»Habt ihr Lust, am Sonntag mit uns auf die Schwäbische Alb zu fahren? Ein bißchen Wandern und so.«
Auch wenn sich Elfriede Schuhmann unter dem »und so« etwas hätte vorstellen können, wäre sie von der Idee nicht begeistert gewesen.
»Du kommst etwas spät mit deinem Vorschlag. Für das Wochenende haben wir uns schon etwas anderes vorgenommen.« Das war nicht einmal unbedingt gelogen, denn zumindest hatte sie sich vorgenommen, das Wochenende nicht mit Gisela und ihrer Familie zu verbringen.

Gisela war ihr so gut wie einziger regelmäßiger Kontakt. Das lag daran, daß sich Gisela, egal, wie oft man auch absagte, nie abschrecken ließ, für das nächste Wochenende wieder einen neuen Termin zu vereinbaren. Irgendwie ähnelten sich diese gemeinsamen Ausflüge immer bis ins kleinste. Ob man im Sommer ins Freibad zog oder im Winter durch den Schnee stapfte, sie endeten stets in Giselas altdeutschem Wohnzimmer und bei selbstgebackenem Kuchen. Gisela war nicht berufstätig und verfügte darum über sehr viel Zeit, die sie ihrem Haushalt, dem Foxterrier Bob und der zehnjährigen Tochter widmete, die alle Symptome eines Einzelkindes zeigte.

Trotz der Absage war Gisela auch diesmal nicht böse, sondern bezog gleich das nächste Wochenende in ihre Planung mit ein. Elfriede Schuhmann hatte keine große Lust zu widersprechen, sondern formulierte ihre Antwort so, daß es als Ja und als Nein gelten konnte.

Das war natürlich feige. Das gab sie zu. Genauso feige war, daß sie sich jetzt ihre Aufzeichnungen über Beate Hübner hervorholte. Aus dem untersten Fach des Kiefernregals zog sie einen Atlas, den sie immer als Schreibunterlage benutzte, und legte die Füße auf den niedrigen Couchtisch. Es war natürlich deshalb feige, weil sie genug eigene Probleme hatte, über die nachzudenken sich wirklich einmal lohnen würde. Statt dessen wählte sie jetzt einen perfekten Weg, um ihre eigenen unangenehmen Gedanken zu verdrängen.

Ihre Arbeit, so sagte sie oft, verfolge sie sogar bis in den Schlaf. Wenn sie recht überlegte, dann ließ sie sich ganz gerne von ihrer Arbeit bis in den Schlaf hinein verfolgen. Bisher war es ihr glänzend gelungen, alles, was sie privat hätte beschäftigen können, ja müssen, auf diese Weise unter den Teppich zu kehren. Erst durch den Streit und vor allem die Überreaktion war ihr das richtig aufgegangen.

Ihr Mann, den sie für äußerst unsensibel hielt, hatte das, was er ihr ›Gekritzel‹ nannte, völlig richtig interpretiert. Er hatte schon lange bemerkt, daß es nur ein Mittel war, sich zurückzuziehen und so jeder Unstimmigkeit aus dem Weg zu gehen.

Im Laufe der Zeit hatte sie sich auf eine Position versteift, in der sie von sich aus nie aktiv wurde. Anregungen, Vorschläge, Ideen, alles hatte sie ihrem Mann überlassen. Vor sich selbst entschuldigte sie diese Haltung mit der Ausrede, daß dieses Verhalten der nötige Ausgleich zu ihrem Berufsleben war, weil sie ja dort immer gezwungen war, die Handelnde zu sein.

Nun war ihr Mann vor ihren gemeinsamen Problemen einfach davongelaufen. Sie selbst war die ganzen Jahre über davongelaufen. Doch es war keine Flucht nach außen gewesen, sondern eine Flucht nach innen. Statt zu reden, zu diskutieren, zu streiten, hatte sie sich in das Leben ihrer Opfer oder Täter vertieft und aus deren Verhalten oder Nichtverhalten gewichtige Schlüsse gezogen. Es war ihr dabei nie in den Sinn gekommen, über ihr eigenes Verhalten nachzudenken.

Wenn sie ganz ehrlich war, und das wollte sie jetzt sein, dann mußte sie sich eingestehen, daß ihr die eigene Ehe wie ein notwendiges Übel vorgekommen war. Von diesem Gedanken war sie selbst so überrascht, daß sie hastig nach der Zigarettenpackung griff. Es war für sie gänzlich neu, so schonungslos über etwas nachzudenken, das bisher mit der Aura des Unantastbaren umgeben gewesen war. Statt sich mit Beate Hübner zu beschäftigen, zog sie jetzt Jacke und derbe Schuhe an, fuhr in einen nahegelegenen Wald und dachte bei einem Spaziergang weiter über all die Dinge nach, die sie bisher mit Erfolg verdrängt hatte.

Als sie nach Hause zurückkehrte, wußte sie, daß sie vor einer Wende stand. Wie es weitergehen sollte, das konnte sie nicht voraussehen; sie war aber bereit, die Wende zu akzeptieren. Auch Beate Hübner war an einer Wende gestanden. Aus den Büchern zu schließen, die Elfriede Schuhmann in ihrer Wohnung gesehen hatte, war ihr Interesse plötzlich auf völlig andere Lebensbereiche gelenkt worden. Das zeigten auch die Kurse, die sie in der Volkshochschule belegt hatte. Das einzige, was überhaupt nicht ins Bild passen wollte, war die Beziehung zu Tropitz.

Jetzt, wo Elfriede Schuhmann mit sich selbst einigermaßen im reinen war, konnte sie sich auch wieder mit ›ihrem Fall‹, wie sie es nannte, beschäftigen. Diesmal waren die Lebensumstände des Opfers für sie keine Ereignisse, die sich in einer für sie fremden Welt abspielten, die von ihrer eigenen völlig abgezirkelt war. Sie fand durchaus Parallelen zu ihren eigenen Anschauungen, Ideen und Entscheidungen. Daß sie sich mit dem Leben einer anderen Person identifizierte, war ihr nur einmal passiert. Es war in Klarenberg gewesen, jenem mittelalterlichen Städtchen, das zwanzig Kilometer von Beelen entfernt lag. Nein, identifizieren konnte sie sich mit Beate Hübner eigentlich nicht. Dazu wußte sie viel zuwenig von der Frau.

Irgendwie wollte ihr die Geschichte mit dem anonymen Vater nicht aus dem Kopf. Auch in der Provinz mußte es 1957 schon möglich gewesen sein, ein uneheliches Kind zu bekommen, ohne gleich mit Schimpf und Schande aus dem Dorf gejagt zu werden. Die Umsie-

delung von Birkdorf nach Ermersricht kurz vor Beate Hübners Geburt erschien Elfriede Schuhmann übertrieben. Es sah beinahe so aus, als sei die schwangere Frau strafversetzt worden. Sicher käme man dem Vater auf die Spur, wenn man sich mit dem Taubenzüchterverein einmal näher beschäftigte.
Vielleicht hatte das auch Beate Hübner getan. Durch die Nachfrage bei den Taubenzüchtern war vielleicht Staub aufgewirbelt worden. Vielleicht hatte derjenige, dem die Nachfrage galt, alles darangesetzt, um das Geheimnis auch ein Geheimnis bleiben zu lassen. Vielleicht wollte Beate Hübner nach all den Jahren endlich ihren Vater kennenlernen, ohne zu ahnen, in welche Panik der Mann dadurch geriet.
Doch wie kam es zu der Begegnung auf dem Zirbelberg? Warum hatte sich der Mörder gerade die vier Tage ausgesucht, in denen Beate Hübner in Stuttgart an dem Fortbildungsseminar teilgenommen hatte? Woher vor allem wußte er, daß Beate Hübner sich am Dienstagabend mit Tropitz treffen würde? Er konnte ja schlecht jeden Abend in der Parkanlage auf der Lauer gelegen haben. Normalerweise schließt man sich auf solchen Lehrgängen einer Gruppe an, wenn man abends noch fortgehen möchte.
Der Mörder hätte also immer mit Zeugen rechnen müssen, wenn er nachts auf Beate Hübner warten wollte. Bestimmt wäre es Sebastian Mikoleit aufgefallen, wenn sich bei Dunkelheit ein Fremder längere Zeit in der Parkanlage aufgehalten hätte. Um bei Sebastian Mikoleit zu bleiben; er sprach ja von einer Stimme, die einem etwa sechzigjährigen Mann gehören mußte. Wenn man seiner Aussage glauben wollte, dann mußten sich die beiden gekannt haben. Der ältere Mann hatte angeblich in bittendem Ton mit Beate Hübner gesprochen.
Ob Erpressung im Spiel war? Beate Hübner war, entweder durch Zufall oder durch ihre Mutter, die ihr gegenüber sogar den Vater namentlich erwähnt haben mochte, auf den Mann gestoßen. Er mußte in einer höheren, vermutlich sogar angesehenen Position sein, denn sonst hätte er die Schwangerschaft nicht geheimgehalten. Bürgermeister, Pfarrer, Richter... in der Provinz haben solche Berufe noch ein anderes Gewicht.
Wenn es wirklich Erpressung war, dann hatte sich der Mörder, der gleichzeitig ihr eigener Vater sein mußte, auf sehr seltsame Art von seiner Erpresserin befreit. Noch immer gab es keine Anhaltspunkte, wie die Mordwaffe ausgesehen haben konnte.
Wenn es wirklich stimmte, daß Beate Hübner ihren Vater entdeckt hatte, dann könnten die Steinchen des Puzzles zusammenpassen.

Beate Hübner lebte mit ihrer Mutter in sehr bescheidenen Verhältnissen. Die Einkünfte der Bedienung in einem Dorfgasthaus dürften nicht allzu hoch gewesen sein. Geerbt hatte Beate Hübner von ihrer Mutter jedenfalls wenig. Verbittert über die ärmliche Kindheit, entdeckt Beate plötzlich ihren Vater, der in gesicherten, eventuell sogar aufwendigen Verhältnissen lebt, während sie und ihre Mutter sich in einem Dorf verstecken mußten. Es hätte also durchaus sein können, daß Beate von ihrem Vater einen Teil dessen forderte, was ihr, nach ihrer Meinung, zustand.
Vielleicht war ihre Drohung, das langgehütete Geheimnis an die Öffentlichkeit zu bringen, der Anlaß gewesen, der den Mann schließlich dazu brachte, ihr nach Stuttgart zu folgen. Einen Mord in einer Großstadt bringt man nicht so schnell in Verbindung mit den familiären Verhältnissen des Opfers in einer schwäbischen Kleinstadt.
Ein Mord würde gut zu dem Mann passen, der mit allen Mitteln versucht hatte, seinen sogenannten guten Ruf aufrechtzuerhalten, und der selbst nach fünfundzwanzig Jahren noch die öffentliche Meinung scheute.
Auf alle Fälle wollte Elfriede Schuhmann das Bankkonto von Beate Hübner überprüfen. Auch die Rechnungen für die neue Wohnungseinrichtung mußten kontrolliert werden.
Dann mußte sie nochmals zu Tropitz. Vielleicht hatte Beate Hübner ihm gegenüber den Vater einmal erwähnt. Größere Hoffnung setzte sie jedoch in Martin Holdt, den ehemaligen Freund.
Beate Hübner als Erpresserin. Mit diesem Gedanken mußte sich Elfriede Schuhmann erst vertraut machen. Bisher hatte sie die junge Frau als still, zurückgezogen und den Kunden in der Drogerie gegenüber als freundlich und hilfsbereit eingeschätzt. Nun war sie plötzlich eine kaltblütige Erpresserin, die drohte, die Existenz und den Ruf ihres Vaters aufs Spiel zu setzen, um von ihm Geld zu bekommen.
Zu diesem Typ von Frau würde auch Tropitz passen. Dieser arrogante Bursche, der zwar gern mal einen Seitensprung machte, aber hinterher nicht zu dem stehen konnte, was er getan hatte. Tropitz, der sich von Studenten sein Büro im futuristischen Stil einrichten ließ und hinterher noch damit protzte, den jungen Leuten eine Chance für ihre Abschlußarbeit gegeben zu haben.
Während sie noch in Gedanken bei dieser seltsamen Beziehung war, hörte sie, wie sich der Schlüssel der Wohnungstür drehte und die Tür aufging. Ihr Mann war zurückgekommen.
»Guten Abend«, sagte er, hängte den Mantel an die Garderobe,

stellte den schwarzen Aktenkoffer darunter und rieb sich die Hände. Das tat er jedesmal, wenn er nach Hause kam. Normalerweise ging er jetzt ins Bad, wusch sich die Hände und planschte ein wenig mit dem Wasser. Doch das tat er heute nicht. Er setzte sich ihr gegenüber und sah sie an. Instinktiv hatte Elfriede Schuhmann die Beine von dem Couchtisch genommen und ihre Aufzeichnungen weggelegt.
»Ich wollte schon lange einmal mit dir darüber reden«, begann er. Man merkte ihm an, daß er sich auf die Aussprache vorbereitet hatte. »Leider ist es nie dazu gekommen. Verstehe mich bitte nicht falsch, ich gebe nicht dir die Schuld. Das, was am Dienstag passiert ist, tut mir leid.«
»Es braucht dir nicht leidzutun. Es war eine Explosion von Gefühlen, die wir seit Jahren zurückgedrängt haben. Wie bei einem Mülleimer, der plötzlich überquillt.«
»Ich bin froh, daß du es auch so siehst.«
Aus diesem vernünftigen Gespräch wurde mit zunehmender Dauer eine Auseinandersetzung, die schließlich wieder im Streit endete. Vielleicht kam es daher, daß sie im Laufe ihrer Ehe nie gestritten hatten. Nun schien es, als wollten sie das alles auf einmal nachholen. Alle die unausgesprochenen Vorwürfe wurden plötzlich dem anderen an den Kopf geworfen. Als der Krach endlich zu Ende war, waren sich beide einig: So konnte es nicht weitergehen.
Nachdem es ausgesprochen war, ging es beiden plötzlich besser. Nun konnten sie sachlich über ihre Trennung sprechen.
Es war schon sehr spät, als beide zu Bett gingen. Ihr Mann schlief wie immer im Schlafzimmer, und Elfriede Schuhmann zog sich, wie schon seit einigen Tagen, ins Kinderzimmer auf die Couch zurück.

9. Kapitel

Beelen ist eine Stadt mit 60000 Einwohnern, wenn man die Eingemeindungen mitrechnet. Als freie Reichsstadt spielte Beelen lange Jahrhunderte eine unbedeutende Rolle. Erst durch die Industrialisierung begann der Aufschwung der Stadt. Eisenerzvorkommen in der näheren Umgebung sorgten für die Ansiedlung metallverarbeitender Industrie. Heute hat Beelen drei Hochschulen, ein trostloses Stadtbild und eine konservative Mehrheit im Gemeinderat. Das ist so ziemlich alles, was es von Beelen zu berichten gibt.

Wie überall am Montagmorgen, begann auch die Arbeit im Polizeirevier in Beelen schleppend und lustlos.
»Da sieht man es mal wieder«, kommentierte der Polizeichef von Beelen den Bericht des Gerichtsmediziners. »Nicht einmal die letzten paar Jahre waren ihm vergönnt.«
»Ja, ja, und auf so grausame Weise mußte er umkommen«, imitierte Berger den klagenden Ton des Beelener Kollegen. Dieser schaute auf, wußte im Moment nicht so recht, wie dieser Satz gemeint war, und blickte erst verdrießlich und schließlich böse zu Berger hinüber. Der tat, als sei er in den Bericht vertieft, und blickte erst auf, als der Kollege Zeule beleidigt das Zimmer verließ.
»Schon wieder einen Freund weniger«, meinte Berger.
»Aber dafür einen Feind mehr«, ergänzte die Kommissarin.
»Tja, so spielt eben das Leben«, antwortete Berger lakonisch.
Seit ihrer Ankunft in Beelen saß Zeule bei ihnen im Zimmer und erzählte ihnen ohne Unterbrechung von sämtlichen lokalen Ereignissen der letzten zwanzig Jahre. Hin und wieder war auch Alfons Stegmaier in den Geschichten aufgetaucht. Dann schwang in Zeules Stimme eine Spur von Ehrfurcht mit. Vor einem Mann wie dem Stegmaier, der unten angefangen hatte und sich nach und nach einen Namen in dem Städtchen erwerben konnte, hatte man als Schwabe einfach Respekt. Denn Fleiß zählte auch heute noch zu den bevorzugten Tugenden, und wer dieses alte pietistische Arbeitsethos aufrechterhielt, konnte sich der Bewunderung seiner Landsleute sicher sein.
»Erzähl mal«, Elfriede Schuhmann deutete auf den Bericht, den Berger noch immer studierte.
»Die Todesursache ist eindeutig. Man hat ihn von hinten erschlagen. Vermutlich ein, zwei kräftige Schläge, die sofort zum Tod führten. Es ist fast kein Blut geflossen. Das kam daher, daß die Fraktur zu einer inneren Blutung geführt hat. Die Hirnsubstanz war stark verletzt. Tatwaffe war das Eisenrohr, das neben dem Toten im Gras lag. Herkunft unbekannt. Durch den Regen gibt es keinerlei Fingerabdrücke. Vielleicht hat der Täter auch Handschuhe getragen. In dem Eisenrohr gab es Spuren von rötlichem Sand, wie man ihn hier überall findet. Der Tod muß zwischen halb zwei und zwei Uhr morgens eingetreten sein. Gefunden wurde die Leiche erst gegen neun Uhr vormittags, weil die Straße, die zu Alfons Stegmaiers Haus führt, am Wochenende fast nicht befahren wird.«
»Da siehst du einmal, was wir für einen kriminalistischen Spürsinn haben, daß wir unsere Opfer schon selbst auf einsamen Landstraßen entdecken.«

»Wie die Wünschelrutengänger.«
»Gibt es Zeugen?«
»Nein, der letzte, der ihn gesehen hat, war der Wirt vom *Lamm.*«
»Hat man ihn schon vernommen?«
»Nein.«
»Dann tun wir das jetzt.«

Das *Lamm* war eine alte, gemütliche Gaststätte, die an der Hauptverkehrsstraße von Wildeppenrieth lag.
»Eine Sauwut hat er gehabt«, berichtete der Wirt, ein dickbäuchiger Mann Ende Fünfzig, dem die Nickelbrille ständig auf die Nase rutschte. »Er hat geschrien, daß man es bis auf die Straße gehört hat.«
»Haben Sie gehört, daß Rainer Pitrowski ihm gedroht hat, man werde ihm eines Tages den Schädel einschlagen?«
»Das kriegen Sie bloß nicht in den falschen Hals. Zwischen dem Indianer und dem Alten war das ein ganz normaler Umgangston. Sobald die beiden zusammen waren, sind sie aufeinander losgegangen wie die Kampfhähne.«
»Ging es jedesmal um Fußball?«
»Der Fußball war jedesmal nur der Auslöser. Der Alte hat ganz genau gewußt, daß er den Indianer nicht auswechseln kann, denn einen so guten Spieler bekommt er in zehn Jahren nicht wieder.«
»Er hat aber drei Ersatzspieler angeworben.«
»Vielleicht für die Reservebank«, winkte der Wirt ab, »aber nicht, um den Indianer auszutauschen. Denn der ist der beste Mann in der Mannschaft, und das wußte der Alte. Darum war er ja auch immer so wütend. Der Indianer konnte sich ihm gegenüber beinahe alles herausnehmen.«
»Was, zum Beispiel?«
»Na, freche Antworten und so.«
»Und so?«
»Er hat dem Alten eben immer widersprochen.«
»Aus welchen Gründen?«
»Meistens haben sie sich politisch gestritten.«
Schweigend saßen sie alle drei an dem Holztisch. Beide merkten, daß der Wirt noch irgend etwas loswerden wollte, aber keinen rechten Anfang fand.
»Darf ich Ihnen a Gläsle Bier anbieda, odr ist das Beamtenbestechung?«
»Jeder ist bestechlich«, antwortete Berger. »Es kommt nur auf den Preis an. Unserer beginnt ab einem Glas Bier aufwärts.«

Während der Wirt hinter der Theke das Bier zapfte, wandte sich Elfriede Schuhmann zu Berger.
»Paß bloß auf, daß er das nicht in den falschen Hals bekommt.«
»Ach was, ich kenne doch meine Schwaben«, wehrte er ab.
»Man merkt es«, konterte sie, »besonders im sicheren Umgang mit ihnen.«
Als sie den ersten Schluck getrunken hatten, schnalzte Berger anerkennend mit der Zunge. Mit zusammengekniffenen Augen entzifferte er die Lampenaufschrift über der Theke: »Falken-Brauerei. Nicht schlecht. Das gibt es wohl nur hier in der Gegend?«
»Ja, im Umkreis von etwa zwanzig Kilometern.«
»Bei uns in Stuttgart ist das alles monopolisiert. Da teilen sich drei große Brauereien den Markt auf. Sie sind Eigentümer der Gastwirtschaften und setzen dann Pächter ein, die gezwungen sind, ihr Bier zu verkaufen.«
»Bei uns ist das auch nicht viel anders. Nur läuft es hier in viel kleinerem Rahmen.«
»Ach, die Gaststätte gehört Ihnen gar nicht?«
»Nein, ich habe sie nur gepachtet.«
»Von der Brauerei?«
»Nein, nicht direkt.«
»Sondern?«
»Das ist eine etwas komplizierte Geschichte. Die Falken-Brauerei hat früher einmal der Familie Baumhauer gehört. Irgendwann ging es mit denen aber wirtschaftlich bergab. Da hat ihnen der Stegmaier finanziell unter die Arme gegriffen. Gleichzeitig hat er verschiedene alte Gasthäuser aufgekauft, sie renoviert und dann verpachtet. Bedingung für den Pächter war, daß er nur Falken-Bier ausschenkte. Nach knapp drei Jahren war die Brauerei aus den roten Zahlen und der Alfons am Gewinn beteiligt.«
»Der alte Stegmaier scheint ja ganz schön geschäftstüchtig gewesen zu sein.«
»Das kann man wohl sagen.«
»Gab es da nie Ärger?«
»So was bleibt nicht aus. Vor allem, wenn er den einen oder anderen Pächter auf die Straße gesetzt hat.«
»Wie ging das denn zu?« Berger nahm einen kräftigen Schluck. Er merkte, daß das Frage-und-Antwort-Spiel sich noch in die Länge ziehen würde.
»Fast immer waren es alte und abgewirtschaftete Gaststätten, die der Stegmaier aufgekauft hat. Oft hat er sie gar nicht renoviert, sondern sie einfach so gelassen, wie sie waren. Mit den Pächtern schloß

er meistens einen Vertrag, in dem nichts über die Dauer der Pacht stand. Praktisch von heute auf morgen konnte er einen dann auf die Straße setzen. Das tat er meistens dann, wenn das Haus abgerissen und neu aufgebaut werden sollte.«
Der Wirt griff nach den leeren Gläsern, schaute fragend von einem zum anderen und ging nach dem zustimmenden Nicken Bergers zur Theke, um sie neu zu füllen.
»So manch einer hat ihm schon die Pest an den Hals gewünscht.«
»Das kann ich mir denken.«
Nun mischte sich auch Elfriede Schuhmann in das Gespräch.
»Hat denn nie einer der Pächter dagegen protestiert? So ein Vertrag ist doch gesetzlich gar nicht zugelassen.«
Der Wirt zuckte mit den Achseln. »Wo kein Kläger, da kein Richter, wie man so schön sagt.«
»Aber irgend jemand muß doch einmal etwas dagegen unternommen haben?« wollte die Kommissarin wissen.
»Wer weiß«, meinte der Wirt philosophisch, »am Samstag haben sie ihn erschlagen...«
»Sie glauben nicht, daß Pitrowski damit etwas zu tun hat?«
»Da gibt es genügend andere, die viel eher einen Grund gehabt hätten.«
»Zum Beispiel?«
»Wo anfangen und wo aufhören? Da gab es einen jungen Mann, der in einem Dorf in der Nähe eine seiner Wirtschaften gepachtet hatte. Den hat er von heute auf morgen auf die Straße gesetzt. Er war gerade dabei, sich ein Haus zu bauen. Plötzlich saß er ohne Arbeit da, hatte einen Berg Schulden und mußte noch zwei kleine Kinder ernähren. Ein andermal hat er einer Bedienung gekündigt, weil sie ein uneheliches Kind bekommen hat...«
»Wann war das denn?« fragte schnell die Kommissarin dazwischen.
»So genau kann ich das nicht mehr sagen.«
»Nur so ungefähr.«
»Vor vielleicht fünf, sechs Jahren.«
»Gekündigt, wegen eines Kindes?«
»Ja, er war sehr christlich. Hier im Umkreis sind wir alle katholisch. Stockkatholisch sogar. Und der Stegmaier war einer, der mit dem Gebetbuch unter dem Arm herumgelaufen ist.«
»Sein Handeln und seine christliche Einstellung scheinen ja nicht unbedingt übereingestimmt zu haben.«
»So ist das immer«, sinnierte der Wirt, »die Christlichen, das sind immer die Schlimmsten.«

Plötzlich war aus dem braven, strebsamen Biedermann Alfons Stegmaier ein Mensch geworden, der gar nicht mehr so makellos dastand, wie es anfangs den Anschein gehabt hatte. Elfriede Schuhmann verspürte auf einmal Lust, sich das Haus des Alfons Stegmaier und dessen Grundstück anzusehen. Jetzt, wo sie sowieso schon in Wildeppenrieth waren, mußten sie nur wenige Kilometer fahren, um zu dem etwas außerhalb gelegenen Hof zu kommen.
Das Haus sah, entgegen den Erwartungen Elfriede Schuhmanns, alt und baufällig aus. Was sie ebenfalls nicht erwartet hatte, waren die drei Autos davor. Alles Mercedes Diesel, die typischen Autos der reicheren Bauern. An einen der Wagen war ein Pferdeanhänger gekoppelt. Schon als sie auf das Haus zutraten, hörten sie die aufgeregten Stimmen. Auf ihr Klopfen reagierte niemand. Also stießen sie die angelehnte Tür auf und gingen den Stimmen nach.
»Erzähl lieber mal, was du hier zu suchen hast«, hörten sie eine rauhe Stimme durch die Tür brüllen.
»Nach dem Rechten wollte ich sehen. Ob niemand einbricht und etwas stehlen will. Gott sei Dank bin ich rechtzeitig gekommen«, schrie eine andere Stimme zurück.
»Hört doch endlich auf. Der Vater ist noch nicht unter der Erde, und ihr habt nichts als Streit im Sinn.« Diese Stimme gehörte einem dritten. Elfriede Schuhmann glaubte, sie als die von Herbert Stegmaier identifizieren zu können.
Elfriede Schuhmann und Helmut Berger öffneten die Tür und traten ein. Es war eine typische Bauernstube mit einer großen Eckbank und einem holzgezimmerten Tisch in der Mitte. An den Wänden hingen Regale mit Zinntellern, Öllandschaften und Fotografien von Verwandten. Links sahen sie eine geschnitzte Bauerntruhe, mit mehreren Steinguttöpfen in verschiedener Größe.
In der Mitte des Raumes standen drei Männer und ein zwölfjähriger Junge: der älteste Sohn Bernhard mit seinem Sprößling, der Schwager Luxenhofer und der jüngste Sohn Herbert.
»Ach, die Polizei hast du uns auch auf den Hals gehetzt«, fauchte Bernhard seinen Schwager an.
»Jetzt seid doch endlich einmal still«, versuchte sich Herbert wieder in der Vermittlerrolle. Doch er stieß auf taube Ohren. Bernhard packte seinen Sohn bei der Schulter, zerrte ihn in den Kreis hinein und redete aufgeregt auf ihn ein.
»Erzähl einmal, was der Opa immer zu dir gesagt hat!«
Doch der Junge blickte nur betreten zu Boden. Darum übernahm Bernhard die Aufgabe, die Botschaft des Opas vorzutragen: »Du bist mein einziger Enkel, hat der Opa immer zu ihm gesagt. Alle an-

deren haben nur Weiber in die Welt gesetzt. Darum sollst du auch einmal mein Pferd bekommen. Denn ein Mann braucht ein Pferd. Das hat der Opa immer zu ihm gesagt. Stimmt's?«
Da der Junge noch immer stumm im Raum stand, gab ihm Bernhard einen Stoß, bis er endlich zustimmend nickte.
»Jetzt habt ihr es gehört!« sagte Bernhard im Brustton der Überzeugung, als wäre das Nicken des Kindes eine Erklärung gewesen.
»Das ist dir ausgerechnet heute eingefallen?« fragte Luxenhofer sarkastisch.
»Sei bloß still«, fing Bernhard wieder an, »wenn ich und der Junge nicht dazwischengekommen wären, dann hättest du den ganzen Dachboden leergeräumt.«
Tatsächlich stand neben Luxenhofer eine große Kiste, die mit dikken Stricken sorgsam verschnürt war. Herbert sah völlig verständnislos bei dem Streit zu, versuchte manchmal schlichtend einzugreifen und konnte beim besten Willen nicht verstehen, wie sein Bruder und sein Schwager zwei Tage nach Vaters Tod beginnen konnten, dessen Haus leerzuräumen.
»Hat Ihr Vater denn kein Testament hinterlassen?« fragte Elfriede Schuhmann, nachdem die drei gegangen waren. Sie hatten sich darauf geeinigt, daß der Opa schon zu Lebzeiten dem Enkel das Pferd und dem Luxenhofer das Zinngeschirr vom Dachboden geschenkt hatte.
»Natürlich gibt es ein Testament«, antwortete Herbert Stegmaier, »aber darin ist natürlich nicht enthalten, was der Vater so alles zusammengetragen und gesammelt hat. Das ist eine ganze Menge. Überall im Haus steht irgend etwas herum, das er günstig bekommen, geschenkt oder irgendwo aufgetrieben hat.«
»Und Ihre Geschwister haben jetzt Angst, daß sie bei der Aufteilung der Sachwerte zu kurz kommen! Ich dachte, Sie und Ihre Geschwister lebten in recht gesicherten finanziellen Verhältnissen?« erkundigte sich Berger.
»Trotzdem bangt jetzt jeder, daß für ihn nur wertloser Kram übrigbleibt. Angefangen hat es gestern abend. Da kam meine Schwägerin zu mir und fragte, ob die beiden Barockfiguren mir gehören oder ob sie der Opa mir nur geliehen hat. Als der *Kupferkessel* eröffnet wurde, hat mein Vater gesagt, über dem Stammtisch fehle noch etwas Dekoratives. Zwei Tage danach ist er mit den Barockfiguren angekommen und hat sie dort aufgestellt. Anscheinend sind sie sehr wertvoll, sonst wäre meine Schwägerin nicht zu mir gekommen. Sie versteht etwas von Antiquitäten. Als ich sie heute zurückbringen wollte, bin ich mitten in den Streit geraten.« Er deutete zu

dem großen Holztisch, auf dem zwei in Tücher gehüllte Figuren standen.
»Was haben Sie hier eigentlich gesucht?« fragte nun der jüngste Bruder, der seinen Geschwistern so ähnlich sah.
»Wir wollten uns nur einmal das Haus ansehen. War es nicht versiegelt?«
»Nein.«
Das wunderte zwar die Kommissarin, aber sie führte es auf die Unkenntnis ihrer Beelener Kollegen zurück, die im Umgang mit Mord nur wenig Erfahrungen besaßen.
»Wenn Sie sich das Haus ansehen wollen...« Herbert Stegmaier machte eine einladende Geste.
Beide folgten ihm zu einem Rundgang durch das Haus. Es war wirklich erstaunlich, was der alte Stegmaier alles gesammelt hatte. Ob er an die Sachen ebenso günstig gekommen war wie an die Aussteuer seiner Kinder? Bemalte Bauernschränke, altes Porzellan, Tisch- und Standuhren, Jugendstilvasen, alles stand in den angrenzenden Zimmern, die Stegmaier seit über fünfzehn Jahren allein bewohnt hatte, quer durcheinander.
»Sie sind der einzige in der Familie, der nicht den üblichen Beruf gewählt hat. Als wir am Samstag bei Ihnen waren, erzählten Ihre Geschwister, Sie seien der Liebling ihres Vaters gewesen. Durften Sie sich deshalb einen anderen Beruf aussuchen?« fragte die Kommissarin.
»Das mit dem Liebling erzählen die anderen nur deshalb, weil ich der Jüngste bin. Es kann sein, daß der Vater für mich mehr Zeit gehabt hat als für die anderen. Ich selbst kann das nicht beurteilen. Jedenfalls brauchte ich nicht in unserer Landwirtschaft zu helfen, so wie meine Geschwister. Als ich dann Koch werden wollte, hat mir der Vater eine Lehrstelle besorgt. Ich muß sagen, es war nicht die schlechteste.«
»Statt einen Bauernhof haben Sie den *Kupferkessel* geschenkt bekommen«, protzte Berger mit seinen Kenntnissen.
Herbert Stegmaier schien es ganz normal zu finden, daß man über seine Familie Bescheid wußte. Vermutlich fand er es auch normal, daß man zur Hochzeit einen ganzen Bauernhof samt Landwirtschaft geschenkt bekommt. Als sie ihn darauf ansprachen, bei welcher Gelegenheit er den *Kupferkessel* bekommen habe, denn schließlich sei er als einziger in der Familie nicht verheiratet, antwortete er: »Das war vor etwa sieben Jahren. Der frühere Besitzer hatte ihn frisch renoviert und ist dann plötzlich gestorben, vermutlich Selbstmord.«

Erst großzügig renovieren und sich dann das Leben nehmen? Elfriede Schuhmann kam das seltsam vor. Zwar sagte man den Schwaben nach, sie neigten zum Grübeln und Spintisieren und damit auch zur Schwermut, aber ein Selbstmord in einer solchen Situation erschien ihr doch etwas abwegig. Vielleicht konnte sie es nur deshalb nicht verstehen, weil sie keine Schwäbin war. Zwei Tübinger Nervenfachärzte hatten erst kürzlich empirisch bewiesen, daß die Schwaben von allen Deutschen prozentual am stärksten zu Depressionen und Selbstmord tendierten. Vielleicht hatte der frühere Besitzer des *Kupferkessels* auch dazu gehört.
»Zum Heiraten habe ich überhaupt keine Zeit«, erklärte Stegmaier, während er sie durch die düsteren Zimmer führte. »Nachts wird es oft ein oder zwei Uhr, bis der letzte Stammgast gegangen ist. Vormittags schlafe ich bis etwa neun Uhr, dann fahre ich zum Großmarkt, denn ich kaufe alles frisch. Konserven gibt es bei mir nicht. Anschließend gehe ich zur Bank, zum Fleischgroßhändler, oder ich überwache die Arbeiten der Handwerker, wenn wieder einmal etwas kaputtgegangen ist. Ab und zu brauche ich neue Servietten, oder ich muß die Speisekarte neu drucken lassen... alles kostet Zeit. Für ein gemütliches Eheleben bleibt da nicht mehr viel.«
»Sie kennen nicht durch Zufall einen Anton Ettenreich?« fragte die Kommissarin dazwischen.
»Ettenreich? Nein, wer ist das?«
»Ein Gemüsegroßhändler in Backnang.«
»Nein, ich fahre immer nach Beelen.«
Nun betraten sie einen Raum, der Berger veranlaßte, einen leisen Pfiff auszustoßen. »Donnerwetter. Wie im Museum.«
»Jagen war früher seine Leidenschaft. Aus dieser Zeit stammen auch die Gewehre. Später ist er dann zum Schützenverein und hat angefangen, alte Gewehre zu sammeln.«
Was da an der Wand hing oder in dem Gewehrschrank stand, konnte sich durchaus sehen lassen. Herbert Stegmaier öffnete jetzt eine Truhe und zeigte ihnen ein seltsames Blasrohr, das in einem ledernen Futteral aufbewahrt wurde.
»Für Waffen hat er sich schon immer interessiert. Auch Stiletts und Degen hat er gesammelt. Das hier«, er zeigte auf ein bräunliches Rohr, »soll angeblich aus Afrika stammen. Vorn wird ein dünner Pfeil eingelegt, und dann wird das Ganze irgendwie abgeschossen. Aber wie es genau funktioniert, dürfen Sie mich nicht fragen. An Waffen habe ich kein Interesse.«
»Sie sagten, Ihr Vater war im Schützenverein. Gab es nicht mehrere Vereine, in denen er Mitglied war?« erkundigte sie sich.

»Ja. In mindestens zwanzig. Aber aktiv war er nur in wenigen.«
»Haben Sie einen Verdacht, wer Ihren Vater umgebracht haben könnte?« fragte Elfriede Schuhmann unvermittelt.
»Nein.«
»Ich frage deshalb, weil es einige Menschen gegeben haben soll, die auf ihren Vater schlecht zu sprechen waren.«
»Ja?«
»Er hat zum Beispiel Gastwirtschaften verpachtet und dann kurzerhand die Pächter wieder auf die Straße gesetzt.«
»Um die Geschäfte meines Vaters habe ich mich überhaupt nicht gekümmert. Mit dem *Kupferkessel* bin ich voll ausgelastet.«
Herbert Stegmaier fuhr sich mit der Hand durch das dichte, gelockte Haar und kratzte sich dann an einer Schnittwunde am Daumen. Vermutlich hatte er sich beim Zerkleinern von Filet oder Lendchen mit einem scharfen Fleischermesser geschnitten. Die ständige Berührung mit Salz und anderen scharfen Gewürzen zögerte den Heilungsprozeß wahrscheinlich hinaus.
»Sie können sich nicht denken, wer alles auf ihn wütend gewesen sein könnte oder wer mit ihm Streit hatte?«
»Mit mir hat er darüber sehr wenig gesprochen. Das einzige, worüber er in letzter Zeit furchtbar geschimpft hat, waren diese komischen jungen Leute in Beelen. Die haben ein altes Haus gemietet und jetzt alles mögliche eingerichtet. Mit jungen Leuten hat er sich überhaupt nicht sehr gut verstanden. Für ihn waren die meisten nur Spinner, Faulenzer und Gammler, besonders wenn sie bunt und auffallend gekleidet sind. Da konnte man ihn immer wettern hören.«
»Was war denn mit den jungen Leuten?«
»Das Haus, in dem die wohnen, sollte abgerissen werden. Doch die hatten einen Mietvertrag, der noch drei Jahre läuft. Trotz einer Abfindungssumme wollten die nicht ausziehen. Was genau war, weiß ich auch nicht.«

10. Kapitel

Elfriede Schuhmann fuhr sich mit Zeige- und Mittelfinger über die Augenbraue. Im Beifahrersitz des Lancia wandte sie sich zu Berger hinüber. »Der *Kupferkessel* hieß früher *Winkelkeller*. Erst nach dem Selbstmord hat man ihn umbenannt. Warum wohl?«

»Vielleicht wegen der Publicity. Oder der Alte war abergläubisch und hat deshalb den Sohn aufgefordert, die Kneipe umzutaufen.«
Schweigend fuhren sie eine Weile.
»Ob er Beate Hübner gekannt hat?« fragte Berger schließlich.
»Das werden wir ihn das nächste Mal fragen.«
»Das nächste Mal?«
»Ja, wenn wir uns bei ihm erkundigen, warum er uns das Blasrohr gezeigt hat, den früheren Namen des *Kupferkessels* genannt und die Selbstmordgeschichte erzählt hat.«
»Und dabei hat er angeblich von nichts eine Ahnung. Jedenfalls, wenn es um die seltsamen Geschäfte seines Vaters geht.«
Elfriede Schuhmann und Berger beschlossen, daß sie sich nun trennen würden. Berger sollte nochmals bei Tropitz vorbei, was er liebend gern übernahm. Dann wollte er sich noch umhören, ob man über den Selbstmord des *Winkelkeller*-Wirts etwas herausbekommen konnte.
Elfriede Schuhmann dachte an die jungen Leute, die auf ihren Mietvertrag pochten, und an Hans-Peter Groß, der sicher von ihnen schon etwas gehört hatte oder sie vielleicht sogar kannte. Sie ging auf eine Telefonzelle zu, suchte im Telefonbuch nach Groß' Nummer, warf Geld in den Schlitz – und konnte sich nicht entschließen, die Nummer zu wählen.
Nein, sagte sie sich und hielt noch immer den Hörer in der Hand, das sieht aus, als ob du ihm nachlaufen willst.
Quatsch, sagte sie sich, ich ermittle in einem Mordfall und brauche Informationen. Er faßt es aber sicher ganz anders auf...
Während sie noch immer mit sich stritt, wurde heftig an die Scheibe geklopft. Anscheinend mußte sie schon eine Weile hier drinnen stehen. Statt eines empörten Gesichts grinsten zwei dunkle Augen zu ihr durch die Scheibe, und eine Hand winkte freundlich. Dann wurde die Tür aufgerissen, und vor ihr stand ein etwa zwanzigjähriger junger Mann mit schulterlangem schwarzem Haar, in einer violetten Latzhose und einer dicken Strickjacke aus naturbelassener Schafwolle.
»Dieter«, rief Elfriede Schuhmann überrascht, »was machst du denn hier?«
»Komische Frage«, lachte Dieter, zog sie aus der engen Zelle und umarmte sie wie eine alte Freundin. »Ich studiere doch hier. Hast du das vergessen? Weißt du überhaupt noch, wer ich bin?«
Das wußte sie noch sehr genau. Dieter gehörte zu einer Wohngemeinschaft in Klarenberg.
»Erzähl mal lieber, warum du dich hier herumtreibst.«

Elfriede berichtete kurz von dem Mord an Beate Hübner und Alfons Stegmaier.
»Stimmt. Den Alten hat's erwischt. Kein Wunder, der soll ja ganz schön Dreck am Stecken gehabt haben.«
»Weißt du was darüber?«
»Nichts Konkretes.«
»Schade, ich suche dringend jemand, der mir ein paar Informationen geben kann.«
»Komm mal mit, ich bringe dich wieder in das Milieu der Ratten und Schmeißfliegen, der Freaks und Chaoten, der Körnchenfresser und Grasraucher, der Politgangster und Traumtänzer.« Er faßte sie bei der Hand und hüpfte mit ihr die Fußgängerzone entlang. Elfriede Schuhmann ging bald die Puste aus, während Dieter noch lustig weitersprang, dabei Bögen und Kreise zog und die Arme durch die Luft wirbelte. Passanten blieben stehen und sparten nicht mit abfälligen Bemerkungen. Dieter störte das überhaupt nicht. Er drehte eine Pirouette und rief: »Paß auf, daß wir nicht wegen Erregung öffentlichen Ärgernisses verhaftet werden.«
»Keine Sorge, ich lasse dann meine Beziehungen spielen.«
Außer Atem kamen sie bei einem großen, häßlichen Gebäude an. Statt einer Eingangstür gab es hier ein riesiges Tor mit einem Rundbogen. Dieter stieß den linken Flügel auf.
»Geschlossen«, dröhnte von innen ein tiefer Baß.
Trotzdem ging Dieter weiter. Nach einem dunklen, schlauchartigen Flur kamen sie in einen riesigen Saal, in dem viele Tische und Stühle standen. An den Wänden hingen Filmplakate und Bilder. Sie waren in einer alten Fabrikhalle, die nun das war, was man im Fachjargon »Szenenkneipe« nannte. Hinter der Theke stand ein großer breitschultriger Mann, der beinahe so alt wie Elfriede Schuhmann sein mußte.
»Geschlossen«, dröhnte nochmals der wohlklingende Baß. Mit langsamen, wohlüberlegten Bewegungen, die irgendwie ineinanderflossen, kam der Mann auf sie zu. Er trug einen relativ kurzen Haarschnitt, der die beginnende Glatze nur halb verdeckte, und einen dunklen Bart, der über der Lippe und am Kinn beinahe blond war. Auf den ersten Eindruck wirkte er wie ein Bär, wie ein gutmütiger brauner Zottelbär mit einem weichen warmen Fell.
»Tag, Dieter. Du kommst zu früh.«
»Mach dir nicht ins Hemd. Ich will gar nichts trinken.«
»Das ist aber eine Kneipe und keine Wartehalle.«
Erstaunt sah Dieter sich um. »Kaum zu glauben, nicht einmal zu trinken bekommt man was.«

»Was willst du denn?«
»Ein Bier.«
»Und du?« wollte er von Elfriede Schuhmann wissen.
»Auch ein Bier.«
Der Mann wandte sich um und ging mit langsamen, wiegenden Schritten hinter die Theke zurück.
»Das ist Christian Wegescheid«, erklärte Dieter. »Zusammen mit ein paar Leuten hat er hier die Kneipe aufgemacht. Da drüben gibt es ein Kino. Das hier ist also eine Kinokneipe. Im Haus nebenan haben ein paar Leute ein Kulturprojekt eingerichtet. Da hat es Räume, wo sich die verschiedenen Gruppen in Beelen treffen können, wenn sie irgendwelche Veranstaltungen haben.«
»Was für Veranstaltungen?«
»Musik, Vorträge und so weiter, man kann dort auch seine Kinder abladen, wenn man zum Einkaufen oder zum Arzt muß. Dann gibt es hier noch eine alternative Stadtzeitung, die ebenfalls ihre Redaktionsräume dort drüben hat. Auf die war der Alte besonders sauer, denn die haben angefangen, sich mit seinen Machenschaften zu beschäftigen. Da ist der Alte ganz schön hochgegangen. Darum hat er ihnen auch gekündigt. Obwohl sie einen Mietvertrag haben.«
Christian Wegescheid kehrte mit zwei vollen Gläsern zu ihnen zurück.
»Weißt du, ob da drüben jemand da ist?« fragte Dieter.
»Keine Ahnung. Soweit ich weiß, treffen sich die ›Kontra-Press‹-Leute erst um sieben.«
»Wie sieht es denn drüben aus?«
»Ärger mit den Bullen.«
Ein junges Mädchen kam herein, rief »Hey« und gab Wegescheid einen spielerischen Klaps.
»Und bei euch?«
»Im Moment ruhig«, meinte Wegescheid. »Das Kino könnte besser laufen.« Er erzählte, daß das Publikum sehr kinomüde sei, obwohl sie sich bemühten, Filme zu zeigen, die es in den kommerziellen Kinos und auch im Fernsehen nicht zu sehen gab. Während er noch sprach, kamen wieder zwei junge Frauen herein, die ihren Gruß durch eine körperliche Berührung unterstrichen. Plötzlich donnerte Wegescheid los, wobei das ganze Lokal hochschreckte: »Was sind denn das für Zustände? Die eine kneift dich in den Po, die andere tatscht dir den Bauch, und die dritte krault dir den Nacken.«
»Du bist eben ein Bär«, lachte die Frau, der das Gebrüll gegolten hatte, »daran läßt sich nichts mehr ändern. Und Bären muß man einfach knuddeln.«

Als es sieben war, ging Elfriede in das andere Gebäude hinüber, wo die alternative Stadtzeitung *Kontra-Press* ihre Redaktionsräume hatte. Dieter hatte sich verabschiedet, weil er noch mit Freunden verabredet war. Sie stand vor dem Gebäude und betrachtete die Fassade. Früher mußte hier einmal ein Einzelhandelsgeschäft gewesen sein. Denn noch immer gab es an beiden Seiten der Tür zwei große Schaufenster, durch die man in das Innere sehen konnte. Die Tür hatte einen graugestrichenen Metallrahmen, der oben und unten verziert war. Als Elfriede Schuhmann öffnete, ertönte ein Bimmeln, wie sie es aus ihrer Kindheit kannte. Solche Läden gab es schon seit Jahren nicht mehr. Supermärkte hatten sie verdrängt. Darum stand auch keine alte Frau mit einer bunten Schürze hinter der Theke, die den Kindern ein Bonbon schenkte, sondern ein junger Mann, mit glattem, rotblondem Haar, das ihm bis in die Augen fiel. Er wirkte sehr beschäftigt und strahlte dabei eine ungeheure Aktivität aus.
»Elfriede Schuhmann«, stellte sie sich vor.
»Thomas Roland.« Man merkte sofort, daß er kein Schwabe sein konnte, sondern aus einer nördlicheren Gegend kommen mußte.
»Wo drückt denn der Schuh?« fragte er, unterbrach seine Tätigkeit und blickte ihr in die Augen. Die seinen waren stahlgrau, von Falten umrahmt, obwohl der Mann höchstens dreißig sein konnte, und lagen tief in den Höhlen. Das Auffälligste war die Nase. Sie war breit und kräftig und ragte unübersehbar wie ein Mahnmal über dem Schnauzbart heraus. Ein offenes, ehrliches, ungeheuer interessantes Gesicht, entschied sie.
»Blut ist im Schuh...« zitierte sie das Märchen vom Aschenbrödel.
Er lachte sie strahlend an und sagte: »Jetzt soll ich wohl auch noch etwas Passendes auf Schuh... finden? Eigentlich steht es ja unentschieden. Wenn man Schuhmann heißt, ist man übrigens im Vorteil, weil man sich schon seit Jahren passende Zitate überlegen kann.« Unvermittelt fragte er: »Schon die *Kontra-Press* gelesen?« Er reichte ihr ein Exemplar in DIN A4 über den Ladentisch hinüber. Auf dem Kopf las sie den Verkaufspreis. Eine Mark. Sie suchte in ihrem Geldbeutel.
Währenddessen fragte Thomas Roland: »Nun, was gibt's?«
»Ich bin von der Mordkommission...«
Weiter kam sie nicht.
»Ach nee, von den Bullen.«
»Ich untersuche den Mord an Beate Hüb...«
»Nichts zu machen. Ich sage kein Wort. Laut Strafprozeßordnung

müssen Sie mich schriftlich vorladen. Dann müssen Sie mich belehren, ob ich als Beschuldigter oder als Zeuge vernommen werden soll. Und wenn Sie hier eine Hausdurchsuchung machen wollen, dann brauchen Sie einen Durchsuchungsbefehl. Vom Richter unterschrieben.«
Völlig überrascht wegen des heftigen Ausbruchs schaute Elfriede Schuhmann den Mann an. Sein Gesicht war undurchdringlich, und seine Augen blickten sie abweisend an.
»Ich wollte doch nur...«
Wieder ließ Thomas Roland sie nicht ausreden.
»Jetzt geht's wohl auf die sanfte Tour. Wie gesagt: nichts zu machen.« Er ging zur Tür, die ihr Bimmeln ertönen ließ, und machte eine Handbewegung, die sie zum Gehen aufforderte. Sie stand wieder auf dem Bürgersteig, ohne daß sie genau wußte, wie ihr geschah. In der Hand hielt sie immer noch die neueste Ausgabe der *Kontra-Press.*
Mit federnden Schritten, die Hände in einer dunkelroten Cordhose vergraben, kam ein etwa Zwanzigjähriger auf sie zu. Er hob die Faust mit dem emporgereckten Daumen in die Höhe.
»Nicht schlecht geworden«, sprach er sie an und deutete auf die Zeitung in ihrer Hand. Er strich sich das brustlange, gewellte Haar hinters Ohr. Schon wollte er den Mund aufmachen, um sich weiter mit ihr zu unterhalten, als hinter ihr das schon bekannte Bimmeln erklang.
»Bullen«, sagte Thomas Roland in der Tür. Als wäre dies ein verabredetes Zeichen, wandte sich der junge Mann von ihr ab und betrat den ehemaligen Laden.
Elfriede Schuhmann ging zur nächsten Tür, trat durch den schlauchartigen Gang und setzte sich in der Kinokneipe auf einen hohen Hocker an der Theke. Noch immer war das Lokal ziemlich leer.
Ohne ein Wort zu sagen, füllte Wegescheid ein Glas Bier und stellte es vor ihr ab. Ein guter Kneipier wußte anscheinend, was seine Kunden tranken. Auch wenn er sie nur einmal zu Gesicht bekommen hatte.
»Ärger?« fragte die tiefe Baßstimme.
Sie nickte.
»Warum?«
»Ich bin ein Bulle.«
»Pfui Teufel.«
»Mordkommission.«
»Bulle bleibt Bulle.«

»Man hat den Alten kaltgemacht.«
»Wen?«
Mit diesem Jargon konnte sie anscheinend bei Wegescheid nicht landen.
»Alfons Stegmaier.«
»Ach, den.«
»Hast du eine Ahnung, wer auf den alles eine Wut hatte?«
Ihr Gespräch wurde unterbrochen. »Christian, eine Halbe«, rief ihm von einem der hinteren Tische jemand zu. Wegescheid hielt das Glas unter den Zapfhahn und ließ den Schaum einlaufen.
»Willst du mich aushorchen?«
»Nein.«
»Gut.«
»Ich hab' nur gedacht, du kannst mir vielleicht einen Tip geben.«
»Kann ich nicht.«
Dann nahm er das gefüllte Glas und trug es zu dem Tisch hinüber. »Mordkommission«, murmelte er in seinen Bart und schüttelte den Kopf. »Wußte gar nicht, daß es so etwas hier gibt.«
»Ich bin aus Stuttgart«, erklärte sie, als er hinter die Theke zurückkehrte.
»Drum.«
»Beate Hübner, eine fünfundzwanzigjährige Drogistin, und Alfons Stegmaier sind ermordet worden.«
»Sachen gibt's.«
Dann verschwand der nicht gerade gesprächige Kneipier aus ihrem Blickfeld. Er tauchte hinter der Theke unter und kam mit einer Flasche Apfelsaft wieder zum Vorschein. Mit wiegendem Gang schaukelte er ein Tablett mit Gläsern zu einer Gruppe junger Leute. Eines der Mädchen legte den Arm um seine Mitte und tätschelte ihm freundlich den Bauch.

Elfriede Schuhmann stand wieder vor der Telefonzelle. Diesmal habe ich einen triftigen Grund, sagte sie zu sich, betrat die Kabine und wählte.
»Groß.«
Sie atmete einmal kräftig durch. »Schuhmann«, sie machte eine Pause. »Elfriede Schuhmann.«
»Das darf doch nicht wahr sein. Du alte Großstadtpflanze, was hat dich denn wieder nach Klarenberg verschlagen?«
»Diesmal bin ich in Beelen.«
»Ich kann's noch immer nicht glauben. Sag mal, hast du heute schon was vor?«

»Eigentlich nicht.«
»Mensch, dann komm her. So schnell du kannst.«
Das tat sie dann auch. Vorher ging sie in einem Café auf die Toilette, kämmte sich das kurzgeschnittene Haar und überlegte, ob sie ihre Wimperntusche verwenden sollte. Soweit sie sich erinnerte, mußte so etwas in ihrer Handtasche herumliegen. Sie suchte und fand tatsächlich ein dunkles Röhrchen, das jedoch, als sie es aufschraubte, ziemlich eingetrocknet war. Sie trat näher zum Spiegel und betrachtete die feinen Linien, die sich immer stärker um ihre Augen gruben. Mensch, Mädchen, du wirst alt, sagte sie zu sich selbst und rechnete nach, daß Hans-Peter Groß beinahe fünf Jahre jünger sein mußte. Dann atmete sie tief ein, warf die eingetrocknete Wimperntusche in den Abfallkorb, streckte ihrem Spiegelbild die Zunge heraus und verließ summend die Toilette.
Mit ihrem Golf, der beim Polizeirevier geparkt stand, fuhr sie nach Klarenberg. Da sie wußte, daß vor Groß' Wohnung keine Parkmöglichkeit bestand, stellte sie das Auto auf dem Marktplatz ab. Die wenigen Meter ging sie zu Fuß. Sie hatte noch nicht die Radgasse erreicht, als sich der Himmel verdunkelte. Es brach ein Platzregen los, wie es ihn nur an schönen Herbsttagen geben kann.
So schnell sie auch rannte, wie wurde naß bis auf die Haut. Kaum war sie bei Groß angekommen, wurde schon die Haustür aufgerissen. Groß zog sie am Handgelenk in den Hausflur und in die ebenerdige Wohnung. Er nahm sie in die Arme und rubbelte mit den Händen auf ihrem Haar und auf Schultern und Armen, als könnten seine Hände das Wasser aufsaugen. Dann griff er sich ein Handtuch, wischte ihr übers Gesicht und gab ihr einen lauten, schmatzenden Kuß.
»Du siehst aus wie ein Vögelchen, das ins Wasser gefallen ist.«
»Seltsamer Vergleich«, meinte sie und sah ihn an. Er hatte sich nicht verändert. Noch immer waren seine großen blauen Augen von dichten Wimpern umrahmt, die für einen Mann fast zu lang waren. Noch immer sah man unter dem Oberlippenbart die schmalen Lippen und die beiden leicht übereinander gewachsenen Schneidezähne, und noch immer fiel sein Haar in weichen, dauergewellten Locken beinahe bis auf die Schultern. Das mit den künstlichen Locken merkte man nur, wenn man den Bart betrachtete; der war kurz geschoren und total glatt.
Und noch immer, aber das konnte Elfriede Schuhmann nicht wissen, verglich er sie mit einem jungen Vogel, der aus dem Nest gefallen war.
Zum Glück habe ich die Wimperntusche weggeworfen, fiel ihr ein,

während sie im Bad stand, sich die Haare trocknete und das nasse Polohemd mit einem Pullover von Groß vertauschte.
Als sie in die Küche kam, dampfte in der gemütlichen Eßecke schon der Tee in den Tontassen. Vorher hatte sie noch einen Blick auf den Flur geworfen. An der Stelle, wo früher die schöne Felicitas gelächelt hatte, hing jetzt ein Plakat.
Groß lehnte sich zurück und betrachtete sie, während sie an ihrem heißen Tee nippte und Rauchringe blies.
»Es war doch bestimmt nicht die große Liebe, die dich zu mir geführt hat«, spöttelte er und griff über den Tisch hinweg nach ihrer Hand.
Es gelang ihm immer noch, sie in Verlegenheit zu bringen, stellte sie mit leichtem Ärger fest.
»Nein, nicht die große Liebe«, antwortete sie kühler als nötig.
»Es war doch nicht so gemeint«, lenkte er ein, zog ihre Hand zu sich herüber und küßte sie sanft auf die Fingerspitzen.
»Erzähl mal, was du von mir wissen willst.«
»Weißt du, wer Beate Hübner war?«
»Nur aus der Zeitung.«
»Und Alfons Stegmaier?«
»Den kenne ich schon etwas besser.«
»Über ihn brauche ich Informationen.«
»Zum Beispiel?«
»Es soll da ein paar Pachtverträge gegeben haben, die nicht ganz lupenrein waren.«
»Alte Kamellen.«
»Was sind dann neue?«
»Sanierung der Innenstadt.«
»Im Klartext.«
»In Beelen treibt eine Wohnungsbaugesellschaft ihr Unwesen. Sie heißt Vogel und arbeitet mit dem Architekturbüro Schönberger und Söhne zusammen. Diese Namen stehen auf jeder zweiten Bautafel in Beelen. Jetzt gibt es als Dritten im Bunde noch eine Bank, der fast der gesamte Grund und Boden in der Innenstadt gehört. Alle drei sind gerade dabei, das Zentrum von Beelen zu sanieren. Die Stadt ist damit einverstanden, denn das Ganze nennt man ›Wohnumfeldmaßnahmen‹, und man kassiert dabei Zusatzmittel von Bund und Land.«
»Prima. Lokale Vetternwirtschaft, wie sie im Buche steht. Mich interessieren aber weder die Bank noch der Architekt, sondern nur der mit einem Eisenrohr niedergeschlagene Alfons Stegmaier.«
»Du bist noch genauso ungeduldig wie früher«, tadelte Groß.

»Es ist schon dunkel, und schließlich will ich irgendwann einmal zum gemütlichen Teil übergehen.«

Nun war es Groß, der überrascht dreinschaute.

»Wenn du willst, kann ich dir den Rest der Geschichte auch morgen erzählen.«

»Nein«, wehrte sie ab, »jetzt bin ich schon neugierig geworden.«

»Gemeinnutz geht vor Eigennutz, ich verstehe.« Er schilderte, wie das Sanierungsprogramm, abgesegnet durch den Gemeinderat, immer mehr Löcher in die alten Straßen riß, und wie gemunkelt wurde, daß der Vorsitzende der Mehrheitsfraktion auf freundschaftlichem Fuße mit Vogel stand.

»Aber die Häuser sind doch total häßlich und alt.«

»Ja, aber es ist immer noch Wohnraum, und zwar billiger Wohnraum. Für alte Leute, die dort ihr Leben lang gewohnt haben, für Ausländer, die mit ihren Kindern sonst nirgends unterkommen, und für junge Leute, die sich keine teuren Mieten leisten können.«

»Daran habe ich nicht gedacht.«

»Die Wohnungsbaugesellschaft reißt seit ein paar Jahren systematisch ganze Straßenzüge nieder und errichtet Betonklötze im Arkadenstil. Unten vermietet sie dann teure Geschäftsräume und oben Appartements zu unerschwinglichen Preisen.«

»Im Stuttgarter Bohnenviertel passiert genau das gleiche. Alte Nachbarschaften und natürlich gewachsene Gemeinschaften werden zerstört, weil die Mieter den neuen, um ein Vielfaches hochgeschnellten Preis nicht mehr zahlen können.«

»Genauso ist es hier auch. Kleine Läden oder Kneipen werden einfach wegsaniert, und die Leute stehen auf der Straße.«

»Jetzt muß aber der Stegmaier langsam ins Spiel kommen.«

»Das ist er schon, nur nicht sehr auffällig. So eine Sanierung muß natürlich über Jahre hinaus geplant werden. Stegmaier war einer der ersten, die mit von der Partie waren. Nehmen wir als Beispiel einen Straßenzug, keine erhaltenswerten Häuser, kein Denkmalschutz, mit der Bausubstanz kennt sich sowieso niemand aus. Die Hälfte aller Häuser gehört der Bank. Die Häuser dazwischen hat so nach und nach Alfons Stegmaier aufgekauft. Was übrigbleibt, sind ein paar störrische, alteingesessene Schwaben, denen durch genügend Druck irgendwann nichts anderes mehr übrigbleibt, als ihr Haus ebenfalls zu verkaufen; dann kann die Straße abgerissen werden.«

»Da gab es bestimmt manchen, der in ohnmächtiger Wut zusehen mußte, wie zerstört wurde, worin er jahrelang gelebt hatte.«

»Wohnraumzerstörung ist ein Verbrechen an den Menschen.«
»Der *Kontra-Press* ist es wohl genauso ergangen.«
»So ähnlich. Stegmaier hat das Haus gekauft und will jetzt die jungen Leute, die dort alle möglichen Projekte angekurbelt haben, an die frische Luft setzen. Das haben die Redakteure natürlich journalistisch ausgewertet.«
»Haben sie deshalb Ärger mit den Bullen?«
»Oje, das ist eine ganz andere Geschichte. Woher weißt du denn das schon wieder?«
»Da bin ich heute rausgeflogen.«
»Kein Wunder. Auf Bullen sind die sehr schlecht zu sprechen. Momentan wird in Beelen Klein-Chicago inszeniert. Mit Hubschraubereinsätzen, Hundestaffeln und Wohnungsobservierung.«
»Das klingt ja fürchterlich.«
»Das ist fürchterlich.«
»Ist die Mafia am Werk?«
»Nein, ein Piratensender.«
»Deswegen solch ein Aufwand?«
»Ja, denn es geht hier nicht nur um die Verletzung der Sendehoheit der Post, sondern um Politik. Die Inhalte sind es, die die Herren so in Aufregung versetzen. Sie sind *leider,* wie die Bullen es nennen, noch nicht kriminell. Woche für Woche sitzen sie aber vor ihrem Radio und beten, daß sie endlich einmal etwas *Kriminelles* zu hören kriegen. Dann könnten sie nämlich alle, die sich in Beelen auf irgendeine Art politisch, das heißt links, betätigen, mit Stumpf und Stiel ausrotten. Das wäre dann nämlich ›Unterstützung einer kriminellen Vereinigung‹.«
»Was hat die Zeitung damit zu tun?«
»Nichts, aber das wollen die Bullen nicht glauben.« Er machte eine Pause, holte aus dem Kühlschrank eine Flasche Fleiner Kirchweihberg und schenkte bei der Sitzecke neben dem Bücherregal zwei Gläser voll. »Die Fortsetzung erzähle ich morgen.«
Elfriede Schuhmann setzte sich neben ihn und wartete darauf, daß er zumindest den Arm um sie legen würde. Das tat er nicht. Darum griff sie in seinen braunen Wuschelkopf, fuhr mit den Fingern durch die Locken und zog seinen Kopf zu sich herunter.
»Na endlich, ich dachte schon, das dauert ewig«, konnte er noch sagen, bevor sie auch das verhinderte.

Am nächsten Morgen kuschelte sie sich nochmals unter der Bettdecke zusammen und lauschte auf die Geräusche, die aus der Küche kamen. Sie hörte das Klappern von Geschirr, einen Wasser-

hahn, der aufgedreht wurde, und sog den Duft von frisch aufgebrühtem Kaffee ein. Sie fühlte sich wohl wie schon lange nicht mehr. Sie hatte beinahe vergessen, wie schön Sexualität sein konnte und wieviel Freude sie machte.
Am hübsch gedeckten Frühstückstisch erwartete sie ein fröhlicher, gutgelaunter Hans-Peter Groß, der gerade dabei war, eine Kerze anzuzünden.
»Müde?« fragte er, denn sie hatten sehr wenig geschlafen.
Sie schüttelte den Kopf und vergrub ihre Nase unter seiner Achsel, wo sie seinen Geruch einatmete.
»Ich kann dich riechen«, sagte sie schnuppernd.
»Ich dich noch viel mehr.«
Dann entschlossen sie sich, das Frühstück noch etwas warten zu lassen.
»Wie sieht denn jetzt die Fortsetzung aus?« fragte sie, nachdem sie beide mit Heißhunger ihr Frühstück aufgegessen hatten.
»Welche denn?«
»Die mit dem Radio.«
»Wie allgemein bekannt«, dozierte Groß, »sind Justiz und Polizei auf dem rechten Auge blind, dafür aber auf dem linken um so scharfsichtiger. Wie sagte der alte Brecht so schön: ›Gib acht, wenn du durch Deutschland kommst, die Wahrheit unter dem Rocke.‹ «
»Galileo Galilei.«
»Bravo, das zeugt von Bildung.«
»Oder von einem guten Gedächtnis.«
»Seit es jedenfalls diesen Sender gibt, wird er gejagt. Am Sendetag kann man beobachten, wie Peilwagen der Post durch die Gegend zuckeln, Ausfallstraßen kontrolliert werden; einem CB-Funker hat man sogar das Funkgerät ausgebaut und zur Überprüfung nach Konstanz geschickt.«
»Ein solcher Aufwand wegen einem Sender, der einmal pro Woche ein Programm ausstrahlt?«
»Ja, für ungefähr eine halbe Stunde.«
»Um was geht es denn inhaltlich?«
»Informationen über die geplante Stationierung der Pershing II, gegen Atomkraftwerke, Bodenspekulation, über Jugendzentrum, lokale Politik, alles mögliche, aber *leider noch nicht kriminell.*«
»Aber warum sind die *Kontra-Press*-Leute so sauer?«
»Die hat man eines Tages aufs Polizeirevier eingeladen und hat einigen von ihnen mitgeteilt, daß man ihre Stimmen im Radio erkannt hätte. Gleichzeitig hat man ihre Wohnung observiert und kräftig auf den Busch gehauen.«

»Ist das denn überhaupt strafbar?«
»Nur das Betreiben der Sendeanlage ist strafbar, sonst nichts.«
»Wie geht es weiter?«
»Da die Bullen keinerlei Anhaltspunkte haben, schüchtern sie die Leute ein, an die sie herankommen. Auch Wohnungsdurchsuchungen gehören zum Repertoire.«
»Kein Wunder, daß die sauer sind.«
»Natürlich bringen die Leute von *Kontra-Press* ziemlich viel Berichte über das Radio. Das ist für die Bullen ein Anlaß, anzunehmen, daß Radio und Zeitung identisch sind. Das Tollste war, daß ein Bulle behauptet hat, es sei strafbar, Namen von Radioleuten zu verschweigen, wenn man welche wüßte. Das ist das Denunziationsgesetz, das gab es nicht einmal im Dritten Reich. Da kannst du dir ausmalen, wo diese Typen politisch anzusiedeln sind.«
»Schlimm. Aber der Mörder von Alfons Stegmaier ist nicht darunter?«
»Da kann ich dir leider nicht dienen.«
»Sicher wissen die Zeitungsleute so einiges, wenn sie da auf Recherche gegangen sind.«
»Bestimmt. Denn schreiben können die nur das, was hundertprozentig abgesichert ist. Jeder wartet doch nur darauf, ihnen einen Prozeß wegen Beleidigung, übler Nachrede oder so anzuhängen.«
»Ob du mal nachfragen kannst?«
»Ich?«
»Ja. Mich haben sie ja rausgeworfen.«

11. Kapitel

Sie saß an ihrem Schreibtisch auf dem Polizeirevier und tat nichts. So sah es wenigstens für jemanden aus, der zufällig in das Zimmer trat. Der Raum, in dem sie saß, war nur »geliehen«, darum kam es sehr häufig vor, daß jemand hereinkam, aus den Aktenordnern an der Wand etwas holte oder in irgendwelchen Schubladen herumsuchte. Manche kamen auch sicher nur, um sich die Kommissarin anzusehen, die man in Stuttgart beschäftigte. Nicht, daß ihre Kollegen etwas gegen Frauen gehabt hätten, nein, so war es nicht. Sie waren durchaus dafür, daß Frauen bei der Polizei beschäftigt waren. Am besten jedoch seien sie aufgehoben, so meinten sie, wenn sie in der hübschen blauen Uniform durch die Straßen wanderten und

Strafzettel hinter die Windschutzscheiben der Parksünder klemmten.
Elfriede Schuhmann kümmerte sich wenig um solche Meinungen. Auch als sie zufällig hörte, wie ein Beelener Kollege sagte: »Wenn die einmal auf einen richtig harten Burschen trifft, dann ist es aus mit ihr. Der pustet die glatt um«, kümmerte sie sich nicht weiter drum.
Nun saß sie an dem massiven Schreibtisch, hatte die Ellbogen aufgestützt, den Kopf auf die Hände gelegt und dachte nach. Eigentlich müßte ich ja sämtliche Vereine abklappern, in denen Alfons Stegmaier Mitglied war. Sicher war Pitrowski nicht der einzige, den der Alte verärgert hat. Als weiteres bräuchte ich eine Liste all der Leute, deren Häuser, Wohnungen oder Geschäfte wegsaniert wurden. Das gibt nicht nur eine furchtbare Lauferei, sondern ist zudem noch ungeheuer frustrierend.
Obwohl diese Arbeiten zur Routine gehörten und zu den alltäglichen Aufgaben zählten, konnte sich Elfriede Schuhmann damit nicht abfinden. Sie versprach sich auch wenig Erfolg davon. Darum saß sie jetzt da und dachte nach. Aber sie dachte nicht nur nach, sie wartete auch auf etwas. Worauf, das wußte sie selbst noch nicht.
Was dann geschah, war etwas, worauf sie bestimmt nicht gewartet hatte. Berger öffnete die Tür, trat ein, sank im Türrahmen zusammen, taumelte dann ein paar Schritte in den Raum hinein, blieb desorientiert stehen, nahm die Wanderung wieder auf, umkreiste dabei schwankend einen Stuhl und blieb dann vor Elfriede Schuhmanns Schreibtisch stehen. Beide Hände stützte er auf die Platte und beugte sich weit zu ihr hinüber.
»Ich bin blau. Total besoffen.« Dann richtete er sich auf, streckte den Zeigefinger der rechten Hand in die Höhe und lallte: »Randvoll mit Falken-Bräu. Hicks.«
Berger zog mit der linken Hand den ausgestreckten, nach oben gerichteten Zeigefinger in Augenhöhe herunter, legte ihn waagerecht und schielte ihn an.
»Pfui«, sagte er zu dem Finger, »daß du dich überhaupt nicht schämst. Aber das ist auch kein Wunder, wenn man bedenkt, wieviel wir getrunken haben.« An den Fingern versuchte er mitzuzählen, »also mindestens... hicks... wenn nicht noch mehr.«
»Ist das alles?«
Mit gleichgültigem Gesicht saß Elfriede Schuhmann auf ihrem Stuhl.
»Sag bloß, es hat dir nicht gefallen?«
»Nein.«

»Schade, ich hab' es extra für dich inszeniert.« Nun versuchte er es mit dem treuen Hundeblick. »Aber ganz im Ernst, ich bin nicht mehr nüchtern.«
»Hast du wenigstens etwas herausgefunden?«
»Ja. Ich bin trinkfester, als ich dachte.«
»Die Zahl der Alkoholiker unter den Polizeibeamten nimmt ständig zu. Das sagt wenigstens eine Studie, die vor der Öffentlichkeit geheimgehalten wird.«
»Genau wie die Korruption.«
»Stimmt.« Elfriede Schuhmann wußte, daß Berger bei seiner Ermittlung Erfolg gehabt hatte. Wenn er eines seiner kleinen Spielchen inszenierte, erhöhte es anscheinend den Spannungseffekt. Darum machte sie jetzt mit bei dem Spiel und wartete, bis ihr Berger bröckchenweise seine Informationen offerierte.
»Ich war in drei Kneipen. Beim Lammwirt, beim Ochsenwirt und beim Brückenwirt. Das mußt du dir einmal vorstellen. Was wir für einen Job haben. Da wirst du beruflich besoffen.« Berger goß sich Kaffee ein und verrührte den Zucker mit dem Ende eines Bleistiftes. Elfriede Schuhmann fuhr sich mit Zeige- und Mittelfinger über die Augenbraue.
»Weißt du, wer durch seinen Beruf am meisten gefährdet ist?« fragte sie.
»Nein.«
»Die Hausfrauen. Sie gehören zu denjenigen, die von Unfällen geradezu heimgesucht werden. Überleg doch mal: Fensterputzen in schwindelnder Höhe, Umgang mit elektrischen Geräten, heißem Wasser, siedendem Öl...«
»Interessierst du dich gar nicht dafür, was ich herausbekommen habe?« fragte Berger verschnupft.
»Fang doch endlich an«, forderte sie ihn auf und wußte, daß er jetzt ohne Unterbrechung erzählen würde.
»Der *Kupferkessel* hat einem Mann gehört, der vor neun Jahren durch Selbstmord aus dem Leben geschieden ist. Daraufhin ging die Gastwirtschaft recht preisgünstig an Alfons Stegmaier über. Geschätzter Wert heute: über eine Million.«
»Nicht schlecht.«
»Es kommt noch besser. Der Wirt vom *Winkelkeller* und Alfons Stegmaier waren befreundet. Früher war er dort Stammgast. Nun spitz mal die Ohren: von 1955 bis 1957 hatte der *Winkelkeller* eine Bedienung. Rate mal, wer das gewesen sein könnte?«
»Paula Hübner?«
»Brav, mein Mädchen«, Berger fiel nun doch in die Rolle zurück,

die er immer dann spielte, wenn seine Arbeit etwas Spektakuläres ergeben hatte.
»Weiter.«
»1957 wurde Beate Hübner geboren. Die Mutter verlor ihren Job und wechselte den Wohnort. Gleichzeitig bekam sie vom Taubenzüchterverein monatliche Zahlungen. Ich also nichts wie hin zum Taubenzüchterverein. Beim Prüfen der Kassenbücher habe ich das Aha-Erlebnis. Ab Mai 1957 hat der Wirt vom *Winkelkeller* dem Verein monatlich fünfhundertfünfzig Mark gespendet. Warum, weiß heute kein Mensch mehr. Der jetzige Vorsitzende hat seinen Posten erst seit vier Jahren.«
»Interessant.«
»Sehr sogar. Damit wäre die seltsame Vaterschaft wohl geklärt.«
»Hm.«
Berger war von seiner Idee ganz begeistert: »Paula Hübner bekommt von ihrem Chef ein Kind. Der kann es sich aufgrund seiner Position nicht leisten, daß die Geschichte bekannt wird. Folglich siedelt er die Frau in einem anderen Dorf an und zahlt ihr über den Taubenzüchterverein monatliche Alimente.«
»Vor neun Jahren hat er dann Selbstmord begangen.«
»Stimmt.«
»Frage A, warum. Frage B, wer hat die Alimente weiterbezahlt?«
»A kann ich nicht beantworten. Bei B bin ich auf etwas gestoßen, das mich stutzig gemacht hat. Etwa ein Jahr lang mußten die Alimente noch weiterlaufen, wie die Überweisungsabschnitte in Beate Hübners Wohnung beweisen. Nach dem Selbstmord taucht plötzlich ein Erwin Heckel als Spender auf, der monatlich sechshundertfünfzig Mark einzahlt, und zwar in bar.«
»Erwin Heckel? Etwa der fußballbegeisterte Schwiegersohn von Alfons Stegmaier?«
»Ja.«
Beide saßen sich schweigend gegenüber.
»Wie alt ist denn der Heckel?« fragte Elfriede Schuhmann.
»Etwa vierzig.«
»Als Vater von Beate Hübner scheidet er dann wohl aus.«
»Beide, also der Wirt vom *Winkelkeller* und auch Heckel, haben ihre Spenden bar eingezahlt. Sie waren übrigens die einzigen, die dem Taubenzüchterverein jemals etwas gespendet haben.«
Berger machte eine Pause. »Beide waren übrigens nicht als Mitglieder eingetragen.«
»Gab es sonst irgendwelche Mitglieder, die für uns interessant sein könnten?« fragte die Kommissarin lauernd.

Berger schüttelte den Kopf.
»Wie sieht es übrigens mit dem Bankkonto von Beate Hübner aus?« fragte die Kommissarin unvermittelt.
»Nichts Ungewöhnliches, keine größeren Beträge. Nur das Gehalt.«
»Was ist mit den Rechnungen für die Möbel?«
»Alle vom Girokonto abgebucht.«
»Mit einer Erpressung scheinen wir schiefgelegen zu haben.«
»Ja«, Berger zündete sich eine Zigarette an und begann mit schnellen Schritten auf und ab zu gehen. »Den Tropitz habe ich auch noch einmal besucht. Über ihren Vater hat Beate Hübner nie mit ihm gesprochen.«
»Bleibt uns nur noch der ehemalige Freund.«
»Der kommt erst Ende der Woche aus dem Urlaub zurück.«
Nun war es Zeit, Berger ein dickes Lob auszusprechen. Sie wußte, daß er darauf wartete. Es war auch wirklich beachtlich, was er alles herausgefunden hatte.
»Laß nur«, wehrte er ab, als sie gerade zu einer Lobeshymne ansetzen wollte. »Jeder nach seinen Kräften und Fähigkeiten. Das einzige, was ich jetzt bräuchte, wäre ein Bett, um meinen Rausch auszuschlafen. Du kannst mir dein Hotelbett nicht leihweise überlassen?«
Nein. Das konnte Elfriede Schuhmann nicht, denn sie besaß kein Hotelbett. Wo sie letzte Nacht gewesen war, ging Berger nichts an.
»Ich glaube nicht, daß der Portier mit Herrenbesuch einverstanden ist, der dann auch noch auf meinem Bett schläft.«
»Was machen wir dann?«
»Du bleibst hier und ruhst dich aus, und ich besuche den Heckel. Mal sehen, warum er dem Taubenzüchterverein gegenüber so spendabel war.«
Es war wirklich eine komische Geschichte. Getarnt als Spende zahlten die zwei Männer einen monatlichen Betrag ein, der dann vom Vorsitzenden des Taubenzüchtervereins Paula Hübner für Putz- und Aufräumarbeiten überwiesen wurde. Hinzu kam, daß fünfzig Mark als wirkliche Spende beim Verein blieben. Denn sowohl der Wirt als auch Heckel hatten jeweils fünfzig Mark zuviel überwiesen.
Während sie stadtauswärts fuhr, grübelte sie noch eine Weile über dieses Problem nach. Plötzlich wurde ihre Aufmerksamkeit von etwas gefesselt. Sie stand an einer Ampel und wartete. Ein paar Meter vor ihr hielt auf einem Parkplatz ein schwarzer Mercedes 300. Lack und Chromteile blitzten wie neu. Aus dem Fond des Wagens stieg

ein Mann in dunklem, maßgeschneidertem Anzug. Es war Rainer Pitrowski, genannt der Indianer. Bei ihm waren drei Männer, die genauso gekleidet waren. Hinter ihr hupten die Autofahrer, denn die Ampel war längst auf Grün umgesprungen.
Elfriede Schuhmann setzte den Blinker und parkte neben dem schwarzen Mercedes. Es gab keinen Zweifel, es war der Gelegenheitsarbeiter Pitrowski. Zusammen mit den drei Männern betrat er ein Haus und kehrte nach kurzer Zeit wieder zurück. Nun trugen die vier Männer einen großen schweren Sarg. Die Hecktür des Mercedes wurde geöffnet, und mit feierlicher Miene schoben die vier Männer den Sarg in den Wagen. Elfriede Schuhmann stand sehr nahe bei dem Leichenwagen und hörte Pitrowski stöhnen: »Gott sei Dank war der Sarg schon zu. Ich kann doch keine Leichen sehen.«
»Da gewöhnst du dich auch noch dran«, tröstete ein Kollege.
»Als Aufseher im Freibad hat man natürlich weniger mit Leichen zu tun«, spöttelte ein Zweiter.
»Das ist eben das Elend mit der Saisonarbeit.«
Nun schlossen die Männer die Hecktür und steuerten auf die Seitentüren zu. Jetzt erkannte Pitrowski die Kommissarin.
»Ich hätte mich gerne noch einmal mit Ihnen unterhalten«, sagte sie freundlich.
»Ich aber nicht«, antwortete er barsch.
»Vielleicht heute abend?«
»Nein.«
»Ich schaue um sechs bei Ihnen vorbei.«
»Da bin ich nicht da.«
»Um acht?«
»Auch nicht.«
»Dann treffen wir uns um neun vor dem Brunnen in der Fußgängerzone.«
Da Pitrowski nicht antwortete, nahm die Kommissarin an, daß dies eine feste Verabredung sei. Warum sie nochmals mit Pitrowski sprechen wollte, wußte sie selbst nicht. Vielleicht interessierte sie der seltsame Badeaufseher, der im Winter Leichenträger war und der zudem keine Toten sehen konnte. Ob er auch die Leiche von Alfons Stegmaier transportieren mußte? fragte sie sich.

Es sah ganz anders aus, als man sich landläufig einen Bauernhof vorstellt: Von einem Misthaufen war nichts zu sehen und, was beinahe wichtiger war, auch nichts zu riechen. Wahrscheinlich lag er hinter den Stallungen und der großen Scheune.

Etwas abseits stand das Wohnhaus, das vor nicht allzu langer Zeit renoviert worden war. Auch im Inneren ergänzten sich Altes und Neues. Betrat man den riesigen Flur, so fiel sofort die alte, geschnitzte Treppe auf, die in das obere Stockwerk führte. Sie war breit und von dunklem Holz. Mit dem gleichen Holz waren auch die Seitenwände verkleidet. Zahlreiche Türen führten nach links und rechts.
Elfriede Schuhmann bat man in ein modernes Wohnzimmer, durch dessen riesiges Fenster die Abendsonne schien. Viele Pflanzen kletterten und blühten dort um die Wette.
Erwin Heckel und seine Frau sahen sich unsicher an, blickten dann zur Kommissarin und schauten dann beide zu Boden. Seine Frau legte ihm die Hand auf den Arm.
Keiner sprach. Elfriede Schuhmann beobachtete, wie die Unsicherheit der beiden wuchs. Endlich sagte Heckel: »Wenn Sie wegen der Truhe gekommen sind...«
Aha, das war es also. Schon wieder einer, der auf dem Dachboden des alten Stegmaier herumgestöbert hatte. Sicher erzählte er gleich, daß ihm die Truhe schon zu Lebzeiten des Alten gehört hatte.
»...die hat uns der Opa schon vor drei Jahren geschenkt. ›Du kannst sie dir jederzeit abholen‹, hat er gesagt. Aber bisher habe ich nie Zeit gehabt. Vor allem hätte ich mit dem Traktor fahren müssen, das dauert immer eine Ewigkeit...«
»Nein, ich komme nicht wegen der Truhe.« Heckel und seine Frau atmeten auf. Trotzdem blieben sie auf der Hut und schauten noch immer gespannt zur Kommissarin.
»Ich komme wegen der monatlichen Spende an den Taubenzüchterverein.«
»Ach das«, nun war die Erleichterung wirklich da.
»Erzählen Sie mal, warum Sie so großzügig waren.«
»Das war gar nicht ich, das war der Opa.«
»Alfons Stegmaier?«
»Ja. Er wollte dem Verein etwas Gutes tun und hat mich darum gebeten, monatlich sechshundertfünfzig Mark einzuzahlen.«
»Aber warum?«
»Der Opa war eben großzügig. Wenn er mal jemand ins Herz geschlossen hatte, dann tat er alles für ihn.«
»Aber warum hat er die Spende nicht selbst eingezahlt?«
»Das war wegen der Steuer.«
War Heckel wirklich so naiv oder stellte er sich nur so? Es war kaum zu glauben, daß er dem Alten die Geschichte abnahm. Vermutlich hatte sich der Alte Heckel gegenüber ebenfalls »großzügig«

verhalten. Deshalb hatte sich Heckel nicht weiter um Sinn und Zweck der ›Spende‹ gekümmert, sondern schweigend das getan, was ihm der Alte aufgetragen hatte. Vor allem die Ausrede mit der Steuer mußte Heckel doch wenigstens stutzig gemacht haben. Wie jedes Kind weiß, sind Spenden steuerlich absetzbar. Aber dazu braucht man einen Beleg oder eine Quittung.
»Wie haben Sie denn das Geld bekommen?«
»In Hundertern.«
»Bar?«
»Ja.«
»Haben Sie eine Quittung dafür bekommen?«
»Nein. Der Opa hatte doch Vertrauen zu mir.«
»Haben Sie sich nicht gewundert, daß Alfons Stegmaier nach einem Jahr seine Spende plötzlich eingestellt hat?«
»Das stimmt. Ich habe nur ein Jahr lang die Spende eingezahlt. Ist irgend etwas nicht in Ordnung, weil Sie so fragen?«
»Es ist alles in Ordnung«, sagte Elfriede Schuhmann. Solange noch nicht endgültig feststand, ob ihre Vermutungen zutrafen, wollte sie über ihre Entdeckung nicht sprechen. Für eine Sekunde malte sie sich die Gesichter der Kinder aus, wenn sie sie darüber aufklärte, daß ihr Vater ein außereheliches Kind in die Welt gesetzt hatte, während er sich gleichzeitig als Prediger der Moral und des christlichen Anstandes aufspielte.
Sie verabschiedete sich von den Heckels, denen man noch immer die Erleichterung anmerkte. Wahrscheinlich befanden sich außer der antiken Truhe noch mehrere Dinge im Haus, die eigentlich nicht hierher gehörten.
Sie hatte noch zu Herbert Stegmaier gewollt. Bei ihrem letzten Besuch hatte er sehr seltsame Andeutungen gemacht. Gespannt war sie jedenfalls, was er zu den monatlichen Spenden sagen würde. Von allen Familienmitgliedern schien er derjenige zu sein, mit dem man sich am vernünftigsten unterhalten konnte. Er schien auch am meisten zu wissen. Vielleicht deshalb, weil er das Lieblingskind des Vaters gewesen war?
Sie entschloß sich, den Besuch auf den morgigen Tag zu verschieben. Heute abend war ihr der Weg in den Lohbachwinkel zu weit. Im übrigen hatte sie ja eine Verabredung mit Pitrowski. Die wollte sie auf gar keinen Fall versäumen.
In einem Café wartete sie, bis es kurz vor neun war. Dann schlenderte sie durch die Fußgängerzone auf den Brunnen zu. Schon von weitem sah sie ihn. Breitbeinig stand er da. Die Arme waren über der Brust verschränkt. Den Kopf mit der Hakennase hielt er gerade,

die Augen schienen einen Punkt in der Ferne zu fixieren. Es fehlt nur noch der Kopfschmuck aus Adlerfedern, dachte die Kommissarin. Statt des maßgeschneiderten schwarzen Anzugs trug er jetzt verwaschene Jeans und eine Wolljacke mit marokkanischem Muster.

»Guten Abend.«

Der Indianer sah sie an und schwieg.

»Wegen Alfons Stegmaier, da bin ich immer noch nicht weitergekommen.«

Schweigen.

»Der Tip war übrigens gut. Der mit dem Lammwirt, meine ich.«

Schweigen.

»Schon öfter Ärger mit den Bullen gehabt?«

Endlich brach er sein Schweigen. »Nein, nur einmal. Aber das hat gereicht.«

»Die schlagen manchmal über die Stränge.«

»Aber nicht zu knapp.«

»Warum gab es Ärger?«

»Wegen Shit. Fünf Gramm. Haben mir gar nicht gehört. Aber das war denen egal.«

»Zigarette?« Elfriede Schuhmann suchte in ihrer Handtasche und stellte fest, daß sie die Packung im Café liegengelassen hatte.

»Nein.« Das bezog sich auf die Zigarette.

»Gibt es hier einen Automaten?«

»Da drüben, gleich um die Ecke.«

»Kommen Sie mit?«

»Nein.«

Es war menschenleer in der Fußgängerzone. Während sie mit dem Automaten beschäftigt war, kamen zwei junge Leute auf einem Fahrrad angekeucht. »Los Mann, gib Gas«, rief derjenige, der auf dem Gepäckträger saß.

Den Oberkörper weit nach vorne gebeugt, trat der Radler in die Pedale. Er schnaufte wie eine Dampfmaschine. Während Elfriede Schuhmann den beiden nachblickte, hörte sie hinter sich erneutes Keuchen. Diesmal waren es zwei Polizeibeamte in Uniform, die über das Pflaster spurteten. Sie liefen den beiden auf dem Fahrrad hinterher. Die Distanz wurde immer kürzer. Dann sprang der Sozius ab und rannte nach links, während der Radfahrer, von seiner Last befreit, rechts um die Ecke bog und verschwand. Der Läufer dagegen hatte Pech. Vom Tempo her wäre es ihm durchaus gelungen, die beiden Polizisten abzuhängen. Doch da kamen aus der Gasse, in die er einbiegen wollte, zwei weitere Beamte auf ihn zuge-

rannt. Im Zickzackkurs versuchte der junge Mann auszuweichen. Doch sie hatten ihn eingekreist. Einer der vier Beamten drehte ihm den Arm auf den Rücken und rammte ihm mit aller Kraft das Knie in das Rückgrat.
»Sind Sie wahnsinnig geworden!« rief Elfriede Schuhmann dem Beamten zu. Sie konnte gerade noch ihre Dienstmarke aus der Tasche zerren, sonst hätte man sie vermutlich ebenso behandelt. Bei ihrem Ausruf war einer der Beamten schon bedrohlich auf sie zugekommen. Er blieb aber stehen, als er die Dienstmarke sah.
Die Aktion war aber noch immer nicht beendet. An dem Brunnen gab es ebenfalls ein Gewühl. Elfriede Schuhmann sah mehrere Polizisten, die Pitrowski den Arm auf den Rücken drehten und ihn mit sich schleiften.
Auch das noch, fluchte sie innerlich. So schnell sie konnte, rannte sie zu ihrem Auto. Die ganze Stadt schien von Polizei abgeriegelt zu sein. Hier hatte anscheinend eine Großrazzia stattgefunden. Unterwegs wurde ihr Auto mehrmals gestoppt. Ihre Dienstmarke half ihr jedesmal; sie konnte ungehindert passieren.
Auf dem Polizeirevier waren die Fenster hell erleuchtet. Als sie den trostlosen Gang entlangrannte, hörte sie schon von weitem aufgeregte Stimmen.
»Was würden Sie denn machen, wenn nachts plötzlich einer hinter ihnen herrennt?« hörte sie eine Stimme durch die Tür.
»Auch noch frech werden. Aber warte, Bürschchen, mit dir werden wir auch noch fertig.«
Elfriede Schuhmann trat ein und sah Zeule, wie er den Kopf des jungen Mannes an den Haaren packte und nach hinten bog.
Mit gerunzelten Augenbrauen sah sich Elfriede Schuhmann um. Pitrowski stand mit Handschellen gefesselt an der Wand und hatte das undurchdringliche Gesicht eines Häuptlings. Der junge Mann auf dem Stuhl war der Sozius vom Gepäckträger des Radfahrers. Sonst war niemand im Raum, nur zehn, zwölf Beamte, die anscheinend die beiden bewachten.
»Was ist denn hier passiert?«
Was sie erfuhr, wäre eigentlich zum Lachen gewesen, hätte das Ganze nicht einen so ernsten Charakter gehabt. Heute abend war Radiozeit gewesen. Zehn Minuten lang hatte der illegale Sender über den Abriß erhaltenswerter Häuser berichtet, über Wohnraumzerstörung, Spekulationen und Kaputtsanierung. Auch die Namen der Verantwortlichen wurden genannt. Am Schluß hatte der Sprecher die Hörer aufgefordert, sich dagegen zu wehren.
Zwar wurden von dem Radiosprecher keine konkreten Aktionsfor-

men genannt, aber allein das genügte Zeule schon, darin einen »Aufruf zur Gewalt« zu sehen. Die Ereignisse hatten ihm seiner Meinung nach auch recht gegeben: Kurze Zeit später waren in der Stadt Jugendliche gesehen worden, die, bis an die Zähne bewaffnet mit Sprühdosen, alle möglichen Sprüche an die Häuserwände gesprayt hatten. Betroffen waren ausschließlich die Häuser, die vom Gemeinderat schon zum Abriß freigegeben waren. Es kam also nicht einmal mehr Sachbeschädigung in Frage.

»Pitrowski lassen Sie sofort frei«, ordnete Elfriede Schuhmann an. »Er hat mit der Sache nichts zu tun.«

»Das entscheide ich«, donnerte Zeule.

»Er ist Zeuge im Mordfall Stegmaier, und er war den ganzen Abend mit mir zusammen«, sagte Elfriede Schuhmann in ruhigem Ton und sah Zeule kalt in die Augen.

»Warum haben Sie das nicht gleich gesagt«, versuchte er zu beschwichtigen. Elfriede Schuhmann nahm keinerlei Notiz mehr von ihm, sondern drehte sich dem Indianer zu und wartete, bis ihm die Handschellen gelöst wurden. Ohne ein Wort zu sagen oder eine Miene zu verziehen, verließ Pitrowski den Raum.

Kaum war Pitrowski verschwunden, hörte sie erneutes Poltern. Unglücklich über seinen mageren Fang, hatte Zeule angeordnet, alle Jugendlichen, die ihm schon lange ein Dorn im Auge waren, auf die Wache zu schleppen. Da standen sie nun, die Langhaarigen, die Freaks, die Punks aus der Provinz, die vielleicht durch ihr wildes Aussehen abschreckten, in Wirklichkeit aber durch ihr Äußeres nur protestieren wollten. Protestieren gegen die eingefahrenen Formen der Macht, gegen die Zerstörung der Umwelt, gegen die Aufrüstung, die heute schon ausreicht, um die Erde vierzehnmal zu vernichten. Doch Zeule sah in ihnen nur die Krawallmacher, die moskaugesteuerten Unterwanderer, und für ihn war erst dann die Welt wieder in Ordnung, wenn solche Subjekte unschädlich gemacht wurden.

Daß man mit den jungen Leuten nicht sanft umgegangen war, sah man ihnen an. Manche hatten geschwollene Backen, andere blaue Augen. Doch alle wußten, daß es sinnlos war, sich zu wehren. Denn hier wurde ein Spiel gespielt, das andersherum lief: Diejenigen, die Gewalt ausübten, bezichtigten andere, mit Gewalt etwas erreichen zu wollen. Mit jemandem zu diskutieren, der sich die Gewaltfrage gar nicht stellen muß, war für die jungen Leute sinnlos.

»Hände herzeigen!« donnerte Zeule und überprüfte, ob blaue Farbspuren an den Fingern waren. »Häuser beschmieren und herumkrakeelen, das könnt ihr.«

»Dafür trampeln Sie mit Ihren Stiefeln in den Betten anderer Leute herum«, antwortete ein Jugendlicher. Zeule machte einen drohenden Schritt auf den Mann zu, dann fiel ihm ein, daß Elfriede Schuhmann immer noch im Raum war.
»Wollen Sie ein zweites Nürnberg?« fragte sie.
Zeule wußte vielleicht gar nicht, daß sie die Verhaftung der 141 Jugendlichen meinte, die der Komm-Prozeß zur Folge gehabt hatte. Elfriede Schuhmann fühlte sich hilflos wie schon lange nicht mehr. Darum drehte sie sich um und ging. Keine heroische Haltung, das gab sie zu. Im Moment, so entschuldigte sie sich, hatte sie ihr Möglichstes getan. Sie hatte das Verhalten eines Kollegen öffentlich angegriffen. Das war etwas, was mit Hochverrat auf eine Stufe zu stellen war. Fehlverhalten gab es bei der Polizei nicht. Da hielten sie alle zusammen, wie Pech und Schwefel. Was da alles unter den Teppich gekehrt wurde…
Sie stieg ins Auto und fuhr nach Klarenberg. Es war schon elf, als sie bei Groß klingelte. Er nahm sie in die Arme: »Ich dachte schon, du hättest mich versetzt.«
Beinahe hätte sie angefangen zu heulen. Schnell holte sie sich eine Zigarette und inhalierte tief, ließ sich einen Cognac einschenken und erzählte Groß, was sie soeben erlebt hatte.
»Einen beschissenen Job hast du dir ausgesucht.«
Sie sagte nichts.
»Da hilft es auch nichts, daß du sagst, mit der politischen Polizei hättest du bei der Mordkommission nichts zu tun. Ihr gehört alle zum gleichen Verein. Aber darüber haben wir ja schon letztesmal diskutiert.«
Sie zog die Füße auf die Couch und legte den Kopf auf seine Schulter. Er hatte recht; er hatte verdammt recht. Die Methoden, mit denen die Polizei arbeitete, waren sicherlich hart an der Grenze dessen, weswegen eine Polizei überhaupt da war. Nämlich zum Schutz der Bevölkerung vor Gewalt. Mit einem Ruck setzte sie sich auf.
»Ich lasse eine Bombe platzen. Einen Tag vor der feierlichen Beerdigung von Alfons Stegmaier, zu der sich zig Verbände und Vereine angesagt haben, halte ich eine Pressekonferenz ab. Da mache ich publik, was dieser Biedermann so alles auf dem Kerbholz hat. Pachtverträge ohne gesetzliche Grundlage, fristlose Kündigung von Schwangeren, Bodenspekulationen, die Geschichte mit dem Abriß alter Häuser…«
»Na und«, unterbrach sie Groß, zog ihren Kopf zu sich und gab ihr viele kleine Küsse entlang des Haaransatzes. Als er ihren Kopf umrundet hatte, sagte er: »Was der Stegmaier gemacht hat, war viel-

leicht nicht ganz astrein, wird aber von dieser Gesellschaft gebilligt. Es war also gesellschaftskonform. Jeder macht das so, der irgendwann zu Geld kommen will oder zu Geld gekommen ist. Geld und Einfluß, das sind die Grundpfeiler dieser Gesellschaft. Darum wird solches Verhalten, wie es der alte Stegmaier an den Tag gelegt hat, nicht nur gebilligt, sondern sogar gefördert. Er hat nicht umsonst seinen Ruf als angesehener Bürger. Er ist schon deshalb angesehen, weil er mit den Methoden, die unser System ihm bietet, erfolgreich arbeitet. Und glaub ja nicht, daß die Lokalzeitungen auf deine Story anspringen werden. Ganz im Gegenteil, die blasen in das gleiche Horn. Sie können es sich doch nicht mit den Mächtigen der Stadt verscherzen.«

Groß hatte recht. Im Grunde, das wußte sie auch, konnte sie überhaupt nichts ausrichten. Im Schneidersitz saß sie auf der Couch, wiegte das Cognacglas in der Hand und zupfte sich an den Haaren.

»Ich glaube nicht, daß ich heute eine lustige Abendgesellschafterin für dich bin.«

»Das brauchst du auch nicht.«

Lange lag sie in seinem Arm, atmete seinen Geruch und konnte nicht einschlafen. Sie lauschte auf seine gleichmäßigen Atemzüge und dachte, daß sie eigentlich froh sein müßte, denn Groß war der erste Mensch, mit dem sie über ihre Gedanken sprechen konnte.

12. Kapitel

Er stand auf dem Treppenabsatz, hatte die Hände auf das schmiedeeiserne Geländer gestützt und starrte auf einen nicht vorhandenen Punkt in den Haselnußsträuchern. Die Ankunft der Kommissarin schien ihn in seinen Betrachtungen nicht zu stören, denn er blickte nur einmal kurz dem Auto entgegen und wandte sich dann wieder dem Busch zu.

»Schön haben Sie es hier«, grüßte sie.

Herbert Stegmaier kam die fünf Stufen herunter und reichte ihr die Hand.

»Schön und einsam«, wiederholte sie.

»Einsam, ja, das stimmt«, suchend blickte sich Stegmaier um, so als falle ihm das zum erstenmal auf.

Elfriede Schuhmann ging ein Stück auf dem gepflegten Kiesweg entlang. Stegmaier folgte ihr. Bald hörte der Kiesweg auf, und sie kamen zu einem Waldweg, der durch einen Park mit mächtigen Bäumen führte. Unter ihren Füßen raschelte das Herbstlaub. So, wie sie es als Kind getan hatte, schob sie mit den Füßen das Laub vor sich her, bis sich ein großer Haufen gebildet hatte. Stegmaier ging, die Hände auf dem Rücken verschränkt, schweigend neben ihr her. Sie lehnte sich mit dem Rücken an einen Baum, neigte den Kopf nach hinten und blickte zu der mächtigen Krone empor. Ein Stück weiter kamen sie zu einem Bach, der sich sein Bett selbst graben durfte.

»Gehört der auch zum Erbe des *Winkelkellers?*«

»Ja.«

»Zusammen mit den Bäumen?«

»Ja.«

»Nicht schlecht, wenn man im eigenen Wald spazierengehen kann.«

»Ja.«

»Gehen Sie oft spazieren?«

»Nein.«

»Warum denn nicht?«

»Warum soll ich spazierengehen?«

Seltsame Frage, dachte sie. Aber wenn man von Bäumen, Wiesen und Bächen umgeben ist, dann geht man vermutlich nicht spazieren. Das tut man ja nur, um an die frische Luft zu kommen und etwas Bewegung zu haben. Die frische Luft hatte Stegmaier gratis, und an Bewegung mangelte es ihm vermutlich auch nicht, wenn er den Geschwistern bei der Apfel- oder Kartoffelernte half.

»Wohnen Sie ganz allein hier?«

»Meistens ist es hier gar nicht so einsam. An den Wochenenden treten sich die Leute hier beinahe tot. Unter der Woche ist es tagsüber etwas ruhiger. Da geht es erst am Abend richtig los.«

Hinter den Büschen kam nun das Haus wieder in Sicht. Es lag verträumt inmitten des Parks. Mit seinen Zinnen und Erkern wirkte es wie ein Relikt aus einem anderen Jahrhundert. In der völligen Stille war nur das Rauschen der Bäume und das Gezwitscher der Vögel zu hören. Noch immer war das Lokal geschlossen. Stegmaier wollte es erst nach der Beerdigung seines Vaters wieder eröffnen. Der Vater war der einzige gewesen, der Herbert Stegmaier an diesem einsamen Ort Gesellschaft geleistet hatte.

»War er häufig bei Ihnen zu Besuch? Ihr Vater, meine ich?«

»Ein paar Tage in der Woche. Oft hat er ganze Nachmittage lang hier gearbeitet.«

»Er hat Ihnen im Lokal geholfen?«
»Nein.« Über diesen unsinnigen Gedanken mußte Stegmaier unvermittelt lachen. Um die Art der Arbeit zu demonstrieren, führte er die Kommissarin in den ersten Stock des Hauses und öffnete eine Tür. Was sie sah, wollte weder zu dem verträumten Bauwerk passen, noch zu dem alten Mann, den man mit einem Eisenrohr erschlagen hatte.
Es war ein großer Raum mit einer breiten Fensterfront. Die Wände waren weiß getüncht und ohne jeglichen Schmuck. An der linken Wand zog sich vom Fußboden bis zur Decke ein Bücherregal hoch, das mit Aktenordnern gefüllt war. ›Grundstücke, Schriftverkehr, PHW, VS‹ und andere Abkürzungen und Bezeichnungen standen darauf. Vermutlich die Aufzeichnungen über die Geschäfte des Alten. An der rechten Seite des Zimmers stand eine Liege mit einem Bettkasten, wie man sie aus Jugendzimmern kennt.
In der Mitte des Raumes stand, so als wäre es das Wichtigste, ein großer moderner Schreibtisch mit mehreren Schubladen und Fächern. Fein säuberlich geordnet lagen Schriftstücke, Briefpapier, Schreibutensilien und ein Schlüsselbund darauf.
Elfriede Schuhmann streifte alles nur mit einem kurzen Blick und nahm dann den Schlüsselbund in die Hand. Es waren mindestens zehn Schlüssel, die alle an einem metallenen Ring hingen. Die Schlüssel sahen ganz normal und gewöhnlich aus. Auffällig dagegen wirkte der Schlüsselanhänger. Er war aus schwarzem Holz, hatte eine längliche Form und wirkte wie der Knauf einer Kommode. Vermutlich stammte er von irgendeiner Antiquität, die der alte Stegmaier einmal aufgestöbert hatte. Das Holz fühlte sich glatt und warm an und war bestimmt ein angenehmes Spielzeug für nervöse Finger.
Dieser Türknopf wollte so gar nicht in den nüchternen, kahlen Raum passen. Er schien hier das einzige überflüssige Ding zu sein. Alles andere war zweckorientiert und hatte eine bestimmte Funktion. So, wie man es von einem Arbeitszimmer erwartet, in dem man durch nichts abgelenkt werden möchte.
»Hier saß er oft Nachmittage lang und kramte in seinen Papieren«, erklärte Stegmaier.
Die Ordner mußten eine wahre Fundgrube sein, überlegte die Kommissarin. Sicher war der Alte noch an wesentlich mehr Geschäften beteiligt, als sie schon herausgefunden hatte.
»Haben Sie sich jemals Gedanken darüber gemacht, wer Ihren Vater umgebracht haben könnte?«
»Ich weiß nicht.«

»Überlegen Sie einmal: Ihr Vater fährt nach ein Uhr nachts von einer Gaststätte nach Hause. Unseren Ermittlungen nach muß er angehalten haben und ausgestiegen sein. Warum wohl?«
»Ich weiß nicht.«
»Es ist anzunehmen, daß der Mörder auf ihn gewartet hat. Allerdings hält man in der Regel nicht an, wenn ein Fremder nachts am Straßenrand winkt. Ihr Vater muß den Mann oder vielleicht die Frau – gekannt haben!«
»Mein Vater kannte eine Menge Leute.«
»Das stimmt. Aber gab es jemand, mit dem er in letzter Zeit eine größere Auseinandersetzung hatte? Beruflich zum Beispiel?«
»Ich glaube, ich habe es schon einmal gesagt: Um die Geschäfte meines Vaters und um die Leute, die er kannte, habe ich mich nicht gekümmert. Mit dem *Kupferkessel* habe ich alle Hände voll zu tun.«
»Es war kein Raubmord, denn seine Brieftasche und seine Papiere steckten in der Brusttasche seines Jacketts.«
Bedauernd zuckte Stegmaier mit den Schultern.
»Es müssen persönliche Motive gewesen sein...«
Sie ließ den Rest des Satzes in der Luft hängen.
Sie standen noch immer in dem ehemaligen Arbeitszimmer, dessen kühle Atmosphäre weder durch ein Bild noch mit einem Blumentopf oder irgendeinem persönlichen Gegenstand aufgelockert wurde. Ganz anders dagegen hatte es in seinem Haus ausgesehen. Bei der Führung hatte sie mindestens sechs Zimmer gezählt. Alle hatten einen sehr persönlichen Stil und wirkten recht gemütlich. Warum sich der alte Stegmaier ausgerechnet in dieser Sterilität zum Arbeiten verkrochen hatte, das hätte sie gern gewußt.
»Ich weiß nicht, ob es Ihnen etwas nützt«, unterbrach Stegmaier ihre Gedanken. »Es gibt da einen Film...«
»Was für einen Film?«
»Von seinem fünfundsechzigsten Geburtstag.«
»Und?«
»Ich weiß nicht, ob der Ihnen weiterhilft.«
»Was ist denn drauf, auf diesem Film?«
»Als Vater fünfundsechzig wurde, haben der Ortsbeirat, die Vereine und der Bauernverband eine große Geburtstagsfeier veranstaltet, mit vielen Gästen, Festreden und einem großen Faß Bier. Ein Freund von ihm, der ein Fotogeschäft besitzt, hat ihm eine Schmalfilmkamera geschenkt. Den ersten Film hat er selbst aufgenommen. Es war eine große Feier mit vielen Gästen. Sie alle gehörten zum Freundes- oder Bekanntenkreis meines Vaters.«

»Glauben Sie, daß der Mörder aus seinem Freundeskreis kommt?«
»Ich glaube eigentlich gar nichts. Aber Sie selbst haben doch gesagt, daß mein Vater den Mörder gekannt haben muß, sonst hätte er nie angehalten.«
»Das war nur eine Vermutung.«
Er war schon ein seltsamer Mensch, überlegte Elfriede Schuhmann. Trotz der vielen Geschwister und dem regen Familienleben schien Herbert Stegmaier ein regelrechter Sonderling zu sein. Er war schweigsam und in sich gekehrt und lebte, ließ man seinen Beruf außer acht, inmitten dieser Märchenlandschaft völlig zurückgezogen. Auf Elfriede Schuhmann machte er einen schüchternen Eindruck. Irgendwie hatte sie das Gefühl, daß sie ständig aneinander vorbeiredeten. Alle Aussagen, die er machte, nahm er sofort wieder zurück und schwächte sie ab.
Den Film wollte sich die Kommissarin auf alle Fälle ansehen. Am meisten interessierte sie der alte Stegmaier, der als Hauptperson bestimmt am häufigsten zu sehen war.
»Haben Sie schon irgendwelche Anhaltspunkte?« fragte Herbert Stegmaier unvermittelt. Das war wieder typisch für ihn. Elfriede Schuhmann kam es vor, als arbeite in Herbert Stegmaiers Kopf eine ungeheure komplizierte Maschine, die nur mit Verzögerung reagierte.
»Nein, wir tappen noch völlig im dunkeln.« Das war nicht einmal gelogen. Zwar zog Berger bei allen möglichen Vereinen und bei Leuten, die sich durch Stegmaier geschädigt fühlen könnten, Erkundigungen ein, doch eine heiße Spur gab es bisher noch nicht.
Alle bisher Befragten spalteten sich in zwei Lager. Von offizieller Seite wurde um einen Mann getrauert, der sich verdient gemacht hatte. In den beiden Lokalblättern standen unzählige Nachrufe aller möglichen Verbände, die die Energie und den selbstlosen Einsatz Alfons Stegmaiers würdigten. Im anderen Lager sah es nicht so positiv aus. Dort wurde der Tod des Alten nicht bedauert. Fast alle sahen ihn sogar als verdiente Strafe für seine dunklen Machenschaften an. Obwohl natürlich alle das Verbrechen verurteilten, schwang zwischen den Zeilen so etwas wie Befriedigung mit, denn schließlich habe es diesmal den Richtigen erwischt.
»Hat Ihr Vater noch mehr von diesen außergewöhnlichen Waffen gesammelt?« Nun war sie es, die völlig unvermittelt fragte.
Eigentlich war es kein Gespräch, das sie führten, sondern ein Frage-und-Antwort-Spiel.
»Das Blasrohr war wohl das Interessanteste.«

Gemeinsam stiegen sie wieder ins Erdgeschoß. Das Lokal war leer und wirkte verwaist. Vielleicht lag es daran, daß die Vorhänge zugezogen waren. Trotz des diffusen Lichts hatte der Raum eine Ausstrahlung von gutem Geschmack.
»Um Konkurrenz müssen Sie sich bestimmt nicht sorgen.«
»Nein, der *Kupferkessel* ist im weiten Umkreis der Einzige. Als Speiselokal meine ich. Oft muß ich Hochzeiten oder Familienfeiern absagen, weil ich keinen Platz mehr habe. Darum hat auch der Vater versucht, in Wildeppenrieth ein zweites Restaurant zu eröffnen. Aber daraus wird wohl jetzt nichts mehr.«
»Bedauern Sie das?«
»Ich? Nein, ich bin sogar froh darüber. Denn es hätte ja doch nur mehr Arbeit bedeutet.«
Mit dem Film in der Hand verabschiedete sich die Kommissarin. Sie fuhr die enge, gewundene Straße bergab. Einige Kilometer vor Wildeppenrieth bog ein Sträßchen links ab. Es gehörte zum Bauerngehöft von Alfons Stegmaier. Nicht weit von hier entfernt hatten sie seine Leiche gefunden.

13. Kapitel

Heute Ruhetag stand auf dem Schild, das an der Eingangstür zum *Lamm* hing. Elfriede Schuhmann klopfte, doch niemand antwortete. Drinnen brannte Licht. Sie ging um das Haus herum und fand einen Hintereingang. Sie probierte die Tür, die sich knarrend öffnete. In dem dunklen Flur stapelten sich leere Kisten.
Elfriede Schuhmann öffnete die Tür so weit, daß der Griff an der Wand anschlug. Einen Lichtschalter gab es nicht. Doch das Tageslicht, das nun durch die Tür fiel, genügte. Innen roch es muffig und schal. Vorbei an den leeren Kisten ging sie den Gang entlang, der sich vor ihr teilte. Durch einen Windstoß fiel plötzlich die Türe zu. Sie stand im Dunkeln und tastete nach der Wand. Sie war feucht und leicht glitschig. Am liebsten hätte sie die Finger sofort zurückgezogen und an der Hose abgewischt. Früher war sie oft in einem solchen Keller gestanden. Wenn ihr Vater abends eine Flasche Bier trinken wollte, mußte Elfriede sie aus dem Keller holen. Licht gab es damals keines. Beim flackernden Schein einer Kerze war sie singend in den Keller marschiert. Sie hatte jedoch nicht aus Freude gesungen, sondern um die Angst zu vertreiben.

Als sie jetzt vorsichtig einen Fuß vor den anderen setzte, hätte sie beinahe ebenfalls laut zu singen angefangen. Ihr Fuß stieß gegen einen Gegenstand, der unter ihrem Absatz wegrollte. Sofort zog sie den Fuß in die Höhe. Es mußte ein Gegenstand aus Metall sein, denn auf dem Fußboden gab es ein schepperndes Geräusch.
Das Geräusch entfernte sich und schwoll zu einem krachenden, splitternden Laut an. Noch immer stand Elfriede Schuhmann am gleichen Fleck und stützte sich an der Wand. Dann hörte sie Schritte, eine Tür wurde geöffnet, ein Lichtschalter gedreht. Vor der Helligkeit mußte sie die Augen zukneifen.
»Was machen Sie denn da?«
»Die Tür war verschlossen, darum habe ich es auf diesem Weg versucht.«
»Heute ist Ruhetag«, erklärte der Lammwirt.
Nun sah sie auch, was das Geräusch verursacht hatte. Sie war auf ein Eisenrohr getreten, das dadurch ins Rollen gekommen und mitten in leeren Flaschen gelandet war. Sie bückte sich, hob das Eisenrohr auf und besah es sich.
»Tut mir leid«, sagte sie, »ich meine, wegen der Flaschen.«
»Was wollen Sie von mir?«
»Ich wollte Sie etwas fragen.«
Unschlüssig stand der Wirt noch immer in der Kellertür.
»Bitte«, sagte er dann und führte sie durch einen Flur ins Gastzimmer. Auf dem Stammtisch lag eine Zeitung ausgebreitet, in der er vermutlich gelesen hatte. Noch immer hielt die Kommissarin das Eisenrohr in der Hand. Sie legte es neben sich auf die Bank und wischte sich die Hände an der Hose ab.
»Ich wollte Sie fragen, was Sie gemacht hätten, wenn Alfons Stegmaier hier ein Speiselokal eröffnet hätte.«
»Wer hat Ihnen denn das gesteckt?«
»Was hätten Sie denn gemacht?«
»Das weiß ich nicht, das war ja auch noch gar nicht spruchreif. Bis jetzt bin immer noch ich der Wirt vom *Lamm.*«
Volltreffer, dachte sie und hakte sofort nach.
»Sie waren der Letzte, der Alfons Stegmaier lebend gesehen hat.«
»Ja, ich habe ihn zur Tür gebracht und zugeschaut, wie er in sein Auto eingestiegen ist.«
»Und dann?«
»Und dann, und dann, was wollen Sie denn hören?« Nervös fuhr sich der Wirt durch das schüttere Haar. Mit unruhigen Händen begann er die Zeitung zusammenzufalten. Mit dem Fingernagel strich er über den Falz.

»Ich nehme an, das *Lamm* wäre im Stil vom *Kupferkessel* umgebaut worden. Anstatt der runden rustikalen Holzbank gäbe es dann kleine Nischen, die mit schmiedeeisernen Geländern vom Sitzplatz des Nachbarn getrennt wären. Auf dem Dielenboden läge Parkett oder Teppich... tja, und die wichtigste Änderung, das wissen Sie ja selbst.«
»Rausgeschmissen hätte er mich, das wollen Sie doch sagen. Stimmt's?«
»So wäre es wohl gekommen.« Sie nahm das Eisenrohr und sah es sich an. Es mußte schon eine ganze Weile in dem feuchten Kellergang gelegen haben, denn es war mit einer dicken Rostschicht überzogen.
»Und weil dieses Rohr in meinem Keller lag, muß ich den Alten totgeschlagen haben. Mit mir nicht. Das sage ich Ihnen.«
»Alibi haben Sie keines?«
»Nein, meine Frau schläft wie ein Bär.«
»Wie ist der Alte denn überhaupt auf die Idee gekommen, aus dem *Lamm* einen zweiten *Kupferkessel* zu machen? Haben Sie keinen Pachtvertrag?«
»Doch, aber der läuft in zwei Jahren ab.«
»Herbert Stegmaier schien von der Idee seines Vaters gar nicht so begeistert zu sein.«
»Kein Wunder. Aus seiner Familie war fast nie jemand von seinen Ideen begeistert. Doch wenn sich der Alte etwas in den Kopf gesetzt hatte, dann wurde es auch genauso gemacht.«
»Aber letztendlich wäre es doch die Entscheidung Herberts gewesen.«
»Ach der, der ist doch am schlimmsten dran. Der Alte hat ihn doch nie aus den Augen gelassen. Er hat ihm erlaubt, Koch zu werden, und nun mußte er als Dank dafür auch tun, was der Alte wollte.«
»Ich dachte, das wäre sein Lieblingskind?«
»Man kann jemand auch mit Liebe erdrücken.«
»Sie glauben, das war so?«
»Ich weiß nicht. Zu Liebe war der überhaupt nicht fähig. Wenn ich so seinen Freund ansehe, der war genauso. Ich glaube, nicht einmal die Freundschaft war ihm heilig. Kaum war er tot, schon hat der Alte abgesahnt.«
»Sie meinen den *Winkelkeller?*«
»Ja. Nach außen waren sie die besten Freunde; aber das war keine Freundschaft. Jeder versuchte nur, auf seine Kosten zu kommen. Unter Freunden spannt man sich schließlich auch nicht die Frau aus. Oder?«

»Nein, in der Regel nicht.«
»Die Dumme bei der ganzen Geschichte war die Frau. Die saß mit einem unehelichen Kind herum, hatte ihre Arbeit verloren und konnte schauen, wo sie bleibt. Zwei Jahre haben die beiden dann nicht mehr miteinander gesprochen.«
»Wann war das?«
»Das ist eine alte Geschichte.«
»Erzählen Sie doch ein bißchen mehr darüber.«
»Da gibt es nichts zu erzählen. Ich wollte eigentlich nur sagen, daß der Alfons in seinem Leben oft jemand Anlaß gegeben hat, ihn zu erschlagen; und daß ich es nicht gewesen bin.«
»Trotzdem interessiert mich die Geschichte mit den beiden Männern.«
Zögernd begann er zu erzählen: »Früher war der *Winkelkeller* eine einfache Wirtschaft, in der eigentlich nur Männer saßen. Am Wochenende nahmen sie auch mal ihre Familien mit, aber im großen und ganzen trank man dort gemütlich sein Bier, spielte Karten oder tauschte am Stammtisch die Neuigkeiten aus. Damals hat dort eine Frau gearbeitet, die dem Wirt ganz gut gefallen hat. Dann hat sie sich eines Tages mit dem Alfons eingelassen. Pech für sie war, daß sie bereits schwanger war. Als er es erfuhr, wollte Alfons mit der Sache nichts mehr zu tun haben. Schließlich war er verheiratet und hat im ganzen Dorf Moralpredigten gehalten, als wäre er der Pfarrer persönlich.«
»Erzählen Sie das noch einmal.«
Irritiert schaute der sonst so gemütliche Mann die zierliche Frau an, die ihm gegenübersaß und ihn ernst anblickte.
»Sie glauben mir nicht?«
»Doch, ich glaube Ihnen. Aber die Geschichte muß ich unbedingt noch einmal hören.«
»Gell, das hätten Sie nicht für möglich gehalten, daß der alte Stegmaier hin und wieder einen Seitensprung gemacht hat.«
»Wie war das mit der Bedienung? Wissen Sie noch Ihren Namen?«
»Nein, ich glaube nicht, warten Sie, Martha oder Paula oder so ähnlich.«
»Den Nachnamen kennen Sie nicht?«
»Seit wann wird denn eine Bedienung beim Nachnamen gerufen?«
»Ist jetzt auch egal. Sie glauben jedenfalls, daß der Wirt vom *Winkelkeller* sie geschwängert hat?«
»Ja, natürlich, darum hat er sie ja auch rausgeschmissen. Stellen Sie

sich das Gerede der Leute vor... um die arme Frau hat sich dann keiner mehr gekümmert, die konnte schauen, wo sie mit ihrem Kind blieb. Am meisten war er ja wütend, daß sie mit dem Stegmaier etwas angefangen hat. Das hat ihn ziemlich mitgenommen. Sie müssen wissen, er war schwermütig. Aber das wußten nur die wenigsten. Manchmal hatte er richtige Anfälle, da war er dann tagelang nicht ansprechbar. Kein Wunder, daß das Mädchen von ihm loskommen wollte. Daß der Stegmaier kein richtiger Ersatz war, hätte sie sich eigentlich denken können. Aber wer weiß schon, was im Kopf einer Frau vor sich geht.«
Er blickte zu der Kommissarin, die sich beim letzten Satz geräuspert hatte. »Nichts für ungut«, versuchte er zu beschwichtigen. »Die Sache liegt lange zurück, und heute kräht kein Hahn mehr danach.«
»Jetzt weiß ich aber immer noch nicht, was Sie gemacht hätten, wenn aus dem *Lamm* ein Speiselokal geworden wäre.«
»Bis dahin wäre noch viel Zeit gewesen, mindestens zwei Jahre, da wäre ich dann neunundfünfzig geworden und frühzeitig in Pension gegangen. Zufrieden?«

Ja, damit war die Kommissarin zufrieden. Unzufrieden war sie mit der neuen Version von der Vaterschaft. Bisher gab es für sie keinen Zweifel, daß Alfons Stegmaier der Vater von Beate Hübner war. Sie hatte auch beinahe keine Zweifel mehr, daß sich beide auf dem Zirbelberg getroffen haben. Das einzige, was ihr fehlte, war ein Motiv. Sollte es tatsächlich stimmen, daß der Wirt vom *Winkelkeller* als Vater in Frage kam – schließlich hatte er ja auch bis zu seinem Tod die monatlichen Zahlungen übernommen –, dann war völlig unklar, was Stegmaier auf dem Zirbelberg gewollt hatte. Noch immer in Gedanken versunken kam sie auf dem Polizeirevier in Beelen an.
»Dein Freund hat sich gemeldet!« begrüßte sie Berger.
»So?«
»Er hat Sehnsucht nach dir.«
»Kaum zu glauben.«
»Das dachte ich mir auch.«
»Wo ist er?«
Berger stellte sich in Pose, räusperte sich und begann mit tragender Stimme zu rezitieren: »In Lebensfluten, im Tatensturm / wallt er auf und ab / weht hin und her / ein wechselnd Weben / ein glühend Leben...«
Ein Beamter war ins Zimmer getreten und hatte verständnislos dem

Vortrag zugehört. Verwirrt schüttelte er den Kopf und sah Berger an, als ob der nicht ganz normal sei.
»Das war für die Gebildeteren von uns«, wandte sich Berger an den Beamten, der nun überhaupt nicht mehr mitkam. Kopfschüttelnd verließ er das Zimmer.
»Rede mal Klartext mit mir«, forderte die Kommissarin.
»Jetzt hast du mich aber enttäuscht«, schmollte Berger. »Ich dachte, wenigstens du wüßtest, von wem das stammt. Dabei wollte ich mich dir, du großer Geist, so nahe fühlen.«
»Du gleichst dem Geist, den du begreifst, nicht mir.«
»Bravo.«
»Und jetzt sag mir endlich, wer mich sprechen will.«
»Dein Freund, Sebastian Mikoleit, der frühere Diplomingenieur und jetzige Landstreicher.«
»Um was geht es denn?«
»Das will der Herr nur dir persönlich sagen. Mit normalen Polizeibeamten spricht er nämlich nicht. Er hat dir bestellen lassen, daß er sich die Ehre gibt, dich morgen in Stuttgart zu besuchen.«
»Gar nicht mal so schlecht. Dann kann ich mir auch gleich den Film anschauen. Hier gibt es zwar auch ein Gerät, das ist aber seit Urzeiten kaputt.«
»Du willst tatsächlich wegen diesem Pennbruder extra nach Stuttgart fahren?«
»Ja. Du fährst doch wegen deiner Susanne auch jeden Abend dorthin.«
»Das ist doch etwas anderes, und im übrigen verbitte ich mir, daß du Susanne auf eine Stufe mit einem versoffenen, stinkenden, verlausten Landstreicher stellst...«
Den Rest hörte sie nicht mehr, denn sie verließ das Zimmer, lief die Stufen hinunter zum Eingang, setzte sich in ihr Auto und fuhr nach Klarenberg. In der Radgasse 12 saß Hans-Peter Groß und hackte auf der Schreibmaschine. Er schlug sich als freier Journalist und Schriftsteller durchs Leben und war gerade dabei, den Stoff für ein Kinderbuch zu entwerfen.
»Reiß ich dich aus deiner heilen Welt?« fragte sie, als er den Deckel der Maschine zuklappte.
»Nein, meine heile Welt bist du.«
»Hübsch gesagt.«
»Tja, ich bin eben ein Poet«, meinte er lachend und nahm sie in die Arme.
»Erfolg gehabt?« fragte er.
»Nein, ganz im Gegenteil.«

»Erzähl«, forderte er sie auf.
»Bisher habe ich geglaubt, Alfons Stegmaier sei der Vater von Beate Hübner. Das Verhalten des Mannes würde sehr gut zu ihm passen.«
»Solche Typen wie den Stegmaier gibt es tausendfach. Leider.«
»Mag sein«, gab sie zu. »Trotzdem ist jetzt meine ganze Theorie im Eimer. Bisher hatte ich angenommen, er sei auch ihr Mörder. Alle Indizien deuteten auf ihn. Er ist ein hervorragender Schütze, er hat eine Vorliebe für ausgefallene Waffen, er hat nach dem Selbstmord seines Freundes die Alimentezahlungen übernommen...«
»Aber warum? Wenn er nicht der Vater war, ist das doch unsinnig.«
»Das weiß ich doch auch nicht.«

14. Kapitel

Sie hatte die Jalousien heruntergelassen und betrachtete die Männer, die händeschüttelnd vorbeidefilierten. Im Hintergrund stand ein großer Tisch, auf dem sich die Geschenke häuften. Im Vordergrund stand breitbeinig und selbstsicher Alfons Stegmaier.
Es war ein Amateurfilm, mit einer ständig gleichbleibenden Einstellung. Die Reihe der Gratulanten ging endlos weiter. Endlich kam ein Schnitt. Nun saßen die Herren an einer festlichen Tafel. Nacheinander standen sie auf, zogen einen Zettel aus der Tasche und begannen mit einer feierlichen Ansprache.
Von ›unermüdlichem Einsatz zum Wohle aller‹, von ›Energie und Schaffensdrang‹, von einem ›verdienten Mitglied‹ war die Rede. Endlich setzte sich auch der letzte wieder.
Nun kam Alfons Stegmaier ins Bild. Mit tiefem, dröhnendem Baß bedankte er sich bei den Rednern. Er hatte das dichte Kraushaar seiner Kinder. Darunter wölbte sich eine hohe Stirn.
»Das ist er«, sagte hinter ihr eine Stimme. Sie drehte sich um und sah nichts. Sie war geblendet von der Lampe des Vorführgeräts. Erst als sie den Kopf zur Seite drehte, erkannte sie einen Mann, der in der Türöffnung stand. Sie stoppte den Film und drehte das Licht an.
»Guten Tag, Herr Mikoleit.«
Er trug die gleichen weiten Cordhosen wie das letztemal. Für ein T-Shirt war es zu kalt geworden. Darum hatte Mikoleit eine Jacke

darübergezogen. Es war ein dunkelblaues Nadelstreifenjackett, aus dessen Brusttasche ein buntgeblümtes Taschentuch quoll. Jetzt fehlt nur noch eine rote Pappnase, dachte die Kommissarin.
»Das ist er«, wiederholte er und deutete auf die jetzt leere Leinwand. »Ich habe seine Stimme sofort wiedererkannt.«
»Sind Sie ganz sicher?«
»Ja.« Das klang, als wolle Mikoleit einen Eid schwören.
Die Kommissarin schaltete das Vorführgerät wieder ein, und gemeinsam schauten sie sich das Ende der Rede von Alfons Stegmaier an. Nachdem er sich wieder gesetzt hatte, schwenkte die Kamera über die Köpfe der Gäste, bis sie wieder bei Stegmaier war. Nun sah man, wie er sein Glas an den Mund setzte und einen kräftigen Schluck nahm. Er stellte es wieder auf den Tisch, und die Kamera zeigte nun das Glas, in dem die Flüssigkeit schwappte. Im Hintergrund erkannte man verschwommen einen Teil des Tischschmucks. Rechts im Bild lag ein Schlüsselanhänger.
»Da gibt es keinen Zweifel«, sagte Mikoleit. »An die Stimme kann ich mich genau erinnern.«
»Warum wollten Sie mich eigentlich sprechen?«
»Ich habe noch mal über die Stimmen nachgedacht. Und ich glaube, ich kann mich an einzelne Worte erinnern. Allerdings ergeben sie keinen Zusammenhang. ›Ihr seid beide vom gleichen Blut‹, hat er gesagt. Vielleicht wollte er ihr ein Gedicht aufsagen oder so.« Mikoleit zuckte mit den Schultern. »Glauben Sie, es hilft Ihnen?«
»Ich weiß nicht, ob es mir im Moment weiterhilft, aber es war richtig, daß Sie zu mir gekommen sind.«
»Haben Sie ihn schon verhaftet?« Mikoleit deutete wieder auf die weiße Leinwand.
»Nein, denn er ist tot.«
»Dann ist es völlig gleichgültig, was er alles gesagt hat.«
»Nein, wir kennen seinen Mörder noch nicht.«
Allmählich wurde Elfriede Schuhmann sicherer, daß der Mord auf dem Zirbelberg in irgendeinem Zusammenhang mit dem Tod Alfons Stegmaiers stand. Was ihr noch fehlte, war ein klar erkennbares Motiv. Dafür hatte sie eine Vorstellung, was sich am Dienstag abgespielt hatte.
Der Grund mußte irgendwo in der Vergangenheit zu suchen sein. In jener Zeit vor fünfundzwanzig Jahren, als Paula Hübner als Bedienung im *Winkelkeller* gearbeitet hatte. Für eine junge Frau war es bestimmt nicht einfach, in dieser abgelegenen Wirtschaft bis spät in die Nacht Gläser zu füllen, sie an die Tische zu bringen und sie später auch noch zu spülen. Da im *Winkelkeller* fast nur Männer

verkehrten, mußte sie sich manchen groben Spaß und dummen Scherz gefallen lassen. Für eine Frau bestimmt keine angenehme Situation. Sicher war sich Paula Hübner einsam und isoliert vorgekommen. Dort oben gab es für sie wenig Kommunikationsmöglichkeiten. Außer dem Wirt waren am Nachmittag und frühen Abend nur wenige Gäste da. Als er begann, sich für seine junge Angestellte zu interessieren, da war Paula in einer Situation gewesen, wo sie Hilfe, Schutz und Verständnis gebraucht hätte. Doch was sie erhoffte, trat nie ein. Außer einem sexuellen Abenteuer wollte der Wirt nichts von ihr. Seiner starken Depressionen wegen war er vermutlich gar nicht in der Lage, auf die Probleme der jungen Frau einzugehen. Sie fühlte sich dadurch noch einsamer und unverstandener als zuvor. Allmählich mußte die Situation für sie unerträglich geworden sein. Am Abend mußte sie freundlich auf das stumpfsinnige Geschwätz der Gäste eingehen, sich anpöbeln lassen oder die Annäherungsversuche ertragen. Anschließend war sie das Sexualobjekt ihres Chefs, oder aber, wenn er wieder einmal unter Depressionen litt, Luft für ihn.
Da tauchte plötzlich Alfons Stegmaier auf. Nun schien alles anders zu werden. Doch auch er hatte nicht vor, ihr aus der Situation herauszuhelfen. Mit ihm wurde es nur noch schlimmer.
Und dann wurde sie schwanger. Plötzlich wollte keiner der Männer mehr etwas von ihr wissen. Wie einen Sträfling verbannten die Männer sie in ein anderes Dorf und ließen sie allein. Vorher mußte sie dem Vater Anonymität zusichern, sonst hätte sie die monatlichen Zahlungen des Taubenzüchtervereins nie bekommen. Eingeschüchtert und ängstlich war sie darauf eingegangen. Den Namen des Vaters hatte sie für sich behalten.
Von den Männern hatte vermutlich jeder anfangs die Vaterschaft abgestritten. Stegmaier, der bestimmt cleverer war als der Wirt, mochte sich mit einem Trick aus der Affäre gezogen haben. Denn gezahlt hatte schließlich der Wirt. Stegmaier hätte ihn bestimmt nicht als Strohmann benützt. Trotzdem war er sein Leben lang den Verdacht nicht losgeworden, er sei vielleicht doch der Vater von Beate Hübner. Sonst hätte er nie freiwillig die monatlichen Zahlungen übernommen, als der Wirt Selbstmord beging. Ob es das schlechte Gewissen war, Einsicht in begangene Fehler oder Wiedergutmachung einer Schuld, das würde nie zu klären sein.

Zu klären blieb aber noch, was auf dem Zirbelberg geschehen war. Elfriede Schuhmann merkte, daß sie schon einige Zeit bewegungslos auf ihrem Stuhl gesessen hatte. Als es klopfte, hob sie den Kopf

und riß sich aus ihren Gedanken. Ein Beamter brachte einen etwa vierzehnjährigen Jungen herein. Er war groß, schlaksig, hatte lockiges, rötliches Haar und trug die obligatorischen, hautengen, verwaschenen Jeans.
»Tach, ich bin der Timo.«
Elfriede Schuhmann stellte sich ebenfalls vor.
»Sie haben doch in der Zeitung inseriert«, begann er selbstsicher, zog einen Stuhl heran und setzte sich rittlings darauf. Dann drehte er sich zu dem Beamten, der ihm den Weg gezeigt hatte, und sah ihn auffordernd an.
»Danke«, sagte Elfriede Schuhmann zu dem Mann in Uniform.
»Du meinst sicher den Bericht in der Zeitung? Da kommst du aber etwas spät.«
»Ich dachte, vielleicht ist es wichtig.«
»Fang mal an.«
»Mein Freund und ich waren im Kino. Das war an dem Tag, an dem der Mord passierte. Wir saßen in der S-Bahn im letzten Wagen und sind nach Degerloch gefahren. Mein Freund und ich, wir sammeln Autos. Modellautos«, fügte er hinzu. »Da gucken wir natürlich immer aus dem Rückfenster und schätzen, mit welcher Geschwindigkeit die Autos an uns vorbeifahren. Da fiel uns auf, daß uns lange Zeit ein Mercedes gefolgt ist, der nie überholt hat, obwohl das für ihn eine Kleinigkeit gewesen wäre; für einen 240er Diesel Baujahr 80 kein Problem.«
»Was ist dann passiert?«
»Bei den Haltestellen ließ er sich immer zurückfallen und gab erst wieder Gas, wenn die S-Bahn anfuhr. Auf dem Zirbelberg hat er es genauso gemacht. Doch dann ist er nicht mehr hinter uns hergefahren, sondern auf den Parkplatz abgebogen.«
»Habt ihr gesehen, was der Fahrer dann gemacht hat?«
»Nein, denn dann kam gerade ein Subaru, 82 PS, 1781 ccm, acht Gänge im Gelände, Einzelradaufhängung, eine irre Kiste.«
»Aber die Autonummer habt ihr euch doch sicher gemerkt?«
»Von dem Mercedes? Klar, Beelen – PN 448.«
»Prima. Aber warum bist du nicht früher gekommen?«
»Ich war im Schullandheim. Das war vielleicht beknackt. Nichts als Botanik, den ganzen Tag«, stöhnte Timo. »Am Mittwoch sind wir gefahren. Von dem Mord habe ich erst gehört, als wir wieder zurück waren. Ist das schlimm?«
Ja, das war schlimm. Aber das sagte sie Timo nicht. Vielmehr bedankte sie sich bei ihm und brachte ihn zur Tür. Timo hatte Alfons Stegmaiers Mercedes gesehen, der Beate Hübner gefolgt war.

Auf dem Parkplatz hatte der Wagen angehalten, Stegmaier war ausgestiegen und hinter der jungen Frau hergelaufen. Warum, das wußte sie nicht. Sicher war, daß er mit ihr reden wollte, darum auch der bittende Ton, den Mikoleit beschrieben hatte. Doch Beate Hübner sah sich plötzlich von einem fremden Mann verfolgt und bekam Angst.
Verwirrt, gekränkt und traurig mußte sie das Café in der Königstraße verlassen haben. Sonst hätte sie es nicht abgelehnt, sich von Tropitz nach Degerloch fahren zu lassen. Verbittert über das Verhalten von Tropitz war sie in der Straßenbahn gesessen. In Gedanken ging sie nochmals das Gespräch mit Tropitz durch. Sicher war ihr jedes Wort im Gedächtnis geblieben und tat weh. Bei der Haltestelle war sie dann ausgestiegen. Sie ging auf den Park zu und zündete sich eine Zigarette an. Dabei mußte ihr eines der Zündholzbriefchen aus der kleinen Krokotasche gefallen sein. Noch immer in Gedanken versunken war sie in den Park gegangen. Irgendwann merkte sie, daß sie nicht allein war. Sie hörte Schritte, vielleicht sogar eine Stimme, die ihr etwas zurief. Sie lief schneller. Die Schritte näherten sich. Angestrengt lauschte sie in die Dunkelheit. Aber ihr eigener Atem ging so laut, daß sie außer ihm nichts hörte. Unsicher schaute sie sich um. Ein Mann kam auf sie zu. Sie hastete weiter; plötzlich gabelte sich der Weg. Unschlüssig blieb sie stehen, wie gelähmt erstarrte sie. Langsam drehte sie sich um. Auch der Mann war stehengeblieben. Beschwörend sprach er auf sie ein, versuchte ihr irgend etwas zu erklären, das sie nicht verstand.
Ihr wurde immer unheimlicher. Nur fort, dachte sie, weg aus diesem dunklen Park, weg von diesem fremden Mann. Sie drehte sich um und wollte davonlaufen.
Auch den Mann packte die Panik. Er wollte mit ihr sprechen, ihr etwas erklären, ihr sagen: »Ihr seid beide vom gleichen Blut.« Doch als sie nicht zuhören wollte, hatte er sie aufgehalten. Mit einer Waffe. Der Schuß hatte sich von allein gelöst. Der Abstand betrug nur einen Meter. Plötzlich fiel sie ins Gras, bewegte sich nicht mehr, lag mit dem Gesicht zur Erde und sprach kein Wort.
Da war er davongerannt, ins Auto gesprungen, hatte den Motor aufheulen lassen und war davongebraust.
So mußte es gewesen sein, entschied sich Elfriede Schuhmann. Nun hatte sie einen Mörder; aber der Mörder war tot. Vermutlich wäre er noch am Leben, wenn Timo nicht ins Schullandheim gefahren wäre. Für sie stand jetzt fest, daß die Morde an Beate Hübner und Alfons Stegmaier in engem Zusammenhang stehen. Vielleicht war es Rache. Die Rache eines Mannes, dem die Freundin, Ge-

liebte, Vertraute genommen wurde. Doch wer kam da in Frage? Martin Holdt, der frühere Freund, war im Urlaub. Sein Alibi war hieb- und stichfest. Blieb noch Tropitz. Doch der hatte erreicht, was er wollte. Er wollte sich von Beate Hübner trennen, weil sie ihm lästig geworden war, und das hatte er getan.
Seltsam, ging es Elfriede Schuhmann durch den Kopf. Beide, Mutter und Tochter, waren an Männer geraten, die es nicht gerade gut mit ihnen meinten. Aber vermutlich sind diese Frauen keine Ausnahme. Solche Situationen gibt es bestimmt täglich. Nur durch Zufall stößt man darauf und denkt darüber nach.
Während sie nach Beelen zurückfuhr, versuchte sie ihre Gedanken zu ordnen. Bisher war alles nur Vermutung. Beweise hatte sie keine. Dafür aber noch viele Fragen. Was wollte Alfons Stegmaier so dringend mit Beate Hübner besprechen? Normalerweise setzt man sich per Brief oder Telefon mit jemandem in Verbindung und vereinbart einen Termin. Stegmaier fuhr jedoch der S-Bahn hinterher und wartete an jeder Haltestelle, ob Beate Hübner aussteigen würde. Warum war er überhaupt in Stuttgart? Hatte er Beate Hübner zufällig gesehen, wie sie in die S-Bahn einstieg, oder saß er im gleichen Café wie sie? Hatte er ihr nachspioniert? Sicher nicht, sonst hätte er gewußt, an welcher Haltestelle sie aussteigen würde.
Die wichtigste Frage war jedoch, was er mit ihr besprechen wollte. »Wir sind beide vom gleichen Blut«, das hätte einen Sinn ergeben. Aber das »ihr«, das paßte überhaupt nicht ins Bild. Vielleicht hatte sich Mikoleit einfach verhört, überlegte sie sich. Andererseits war das, was Mikoleit über die Stimme sagte, richtig gewesen. Zumindest hatte die Altersangabe gestimmt. Warum sollte er sich diesmal getäuscht haben?

»Bon soir, bon soir, Frau Kommissar, wissen Sie schon, wer er war? Unser Alibi ist lückenlos, wie es noch niemals war. Bon soir«, sang Groß, hob sie hoch und drehte sich mit ihr im Kreis.
»Laß mich sofort herunter!« protestierte sie, hielt aber ihre Arme fest um seinen Hals geschlungen. »Du glaubst wohl, weil ich einen Kopf kleiner bin, kannst du mich herumwerfen, wie es dir gerade paßt. Und im übrigen: Du hast kein bißchen Gefühl für Rhythmus.«
»Macht nichts. Ich schlage mir meinen eigenen Takt.«
Er setzte sie ab und drückte sie fest an sich. Dann biß er sie ins Ohrläppchen und schmuste an ihrem Hals.
»Hör auf, an mir rumzuknabbern«, lachte sie. »Du hast wohl den ganzen Tag nichts zu essen bekommen.«

»Oh, da fällt mir ein, ich habe uns was Tolles gekocht.«
Er ließ sie los, marschierte in die Küche und öffnete die Backröhre. Ein aromatischer Duft verbreitete sich.
»Lasagne, nach Art des Hauses.«
»Prima«, lobte sie. »Aber was wird aus meinem Hals?« Sie reckte ihn einladend in die Höhe.
»Den gibt's als Hors-d'œuvres.«
»Falsch! Wenn es Lasagne gibt, dann muß es Antipasto heißen.«
»Da bekomme ich ja Minderwertigkeitskomplexe, weil ich so ungebildet bin.«
»Du hast es wirklich schlecht getroffen. Hinzu kommt nämlich noch, daß ich fünf Jahre älter bin als du.«
»Falsch. Viereinhalb.«
»Du kannst wohl die Wahrheit nicht ertragen?«
»Ich kann dich ertragen. Vor allem tragen«, wieder hob er sie hoch und drehte sie im Kreis.
»Hast du großen Hunger?« fragte sie von oben.
»Und du?« fragte er von unten.
»Wenn es nach mir ginge, würden wir mit dem Essen noch ein Weilchen warten.«
»Was hast du denn vor?«
»Wenn du mich wieder auf den Boden setzt, dann zeige ich's dir.«
Das tat sie auch. Sie stellten den Backofen aus, gingen ins Schlafzimmer, schlüpften unter die Decke und kamen erst wieder hervor, als es schon dunkel geworden war und sich ihr Magen laut zu Wort gemeldet hatte.
»Weiß oder rot?« fragte er. Es bezog sich auf den Wein.
»Zur Lasagne würde ich rot wählen.«
»Richtig«, konterte er. »Du hast von mir gelernt.«
»Angeber.«
Groß war schon immer ein guter Koch gewesen. In diesem Punkt hatte er recht. Sie hatte tatsächlich in bezug auf Essen und Trinken etwas von ihm gelernt. Wenn sie ganz ehrlich war, mußte sie zugeben, daß sie noch wesentlich mehr von ihm gelernt hatte. Das, was sie für Groß empfand, konnte sie selbst noch nicht in Worte fassen.
Groß hatte da ihrer Meinung nach weniger Schwierigkeiten. Er verhielt sich so, wie man sich eben verhält, wenn man verliebt ist. Für sie selbst war es nicht so einfach. Sich so ohne weiteres zu verlieben, dazu fühlte sie sich zu alt, zu erwachsen, zu intellektuell. Sich einfach fallenzulassen, davor hatte sie Angst. Angst deshalb, weil sie nicht wußte, wie es weitergehen sollte. Ungewißheit, das war so

ein Problem, mit dem sie nicht zu Rande kam. Wie sieht es morgen aus? Kann diese Beziehung so weitergehen? Will ich das überhaupt? Das waren Fragen, die sie sich immer wieder stellte. Groß unterbrach sie in ihren Gedanken.
»Wie sieht es aus?«
»Mit was?«
»Mit deinem Fall. Eigentlich mit unserem Fall?«
»Wieso?«
»Ich weiß nicht, ob du mich verstehst. Aber ich probiere es mal: Dein Fall ist ein Fall voller Gewalttätigkeit, denn es geht um Mord. Wenn dein Fall geklärt ist, dann kommt mein Fall, eigentlich unser Fall. Da geht es nicht um Mord oder Gewalt, sondern um Liebe. Im Klartext: Was wird aus uns, wenn dein Fall geklärt ist, du von hier wieder abreist und mich hier einfach sitzenläßt.«
»Weißt du das wirklich nicht?«
»Nein. Denn ich bin schon einmal hier sitzengeblieben.«
»Das war einmal. Jetzt ist es anders.« Sie sagte es, obwohl sie selbst nicht unbedingt davon überzeugt war.
Groß spürte das. Er klammerte sich an ihre Worte wie an ihren Körper. Sie lagen eng beieinander, und er konnte nicht einschlafen, weil er Angst hatte und wußte oder vielleicht auch nur spürte, daß Elfriedes Fall bald erledigt war. Was aus ihrem gemeinsamen Fall wurde, darüber war sich Groß noch immer im unklaren. Er drückte sich enger an sie und schlief mit dem Gefühl der Angst irgendwann einmal ein.

15. Kapitel

Berger kam pfeifend in ihr gemeinsames Büro geschlendert. Er war zwar dezent, aber unverkennbar modisch gekleidet. Zwar entsprachen die Farben nicht den aufdringlichen Tönen der Modezeitschriften, dafür war der Schnitt um so moderner. Elfriede Schuhmann schüttelte den Kopf. Ihr war es unbegreiflich, wie jemand derart viel Geld für seine Garderobe ausgeben konnte.
»Wie war es denn?« wollte er wissen.
Überrumpelt schaute sie ihn an.
Er konnte ja unmöglich wissen, daß sie die Nacht bei Groß verbracht hatte.
»Ich meine deinen Pennbruder.«

»Ach so. Interessant, würde ich sagen«, und sie schilderte ihm die Theorie, die sie sich zusammengeschustert hatte.
»Nicht schlecht«, meinte Berger. »Aber was machen wir jetzt?«
»Ganz einfach. Wir besuchen Herbert Stegmaier und fragen ihn, warum er uns so viele Tips gegeben hat.«
Nach einer halben Stunde saßen sie Stegmaier gegenüber.
»Sie verdächtigen Ihren Vater des Mordes an Beate Hübner!« Elfriede Schuhmann sah ihm starr in die Augen.
»Wieso?«
»Warum haben Sie uns das indianische Blasrohr gezeigt?«
»Afrikanisch.«
»Halten wir uns doch jetzt nicht mit Nebensächlichkeiten auf.«
»Sondern?« Stegmaier tat, als hätten ihn unliebsame Besucher bei seinem Mittagsschlaf gestört. Es war beinahe so, als wäre ein aufdringlicher Versicherungsvertreter an die Tür gekommen, der hartnäckig geklingelt hätte und den man nun nicht mehr loswurde.
»Herr Stegmaier«, begann sie wieder von vorn, »ich kann Ihre Situation durchaus verstehen. Niemand beschuldigt gern den eigenen Vater des Mordes. Aber wir haben nicht nur einen Mord, sondern zwei.«
»Im Fall meines Vaters dürfte es sich wohl um Totschlag handeln.«
Sie sagte nichts, sondern beobachtete nur das verschlossene Gesicht des Mannes. Er blickte geradeaus in das Halbdunkel des Restaurants. Durch die kleinen, geteilten Fenster fiel nur wenig Licht. Draußen war es regnerisch trüb.
»Warum helfen Sie uns nicht?«
»Ich habe Ihnen doch geholfen.« Mit der Hand deutete er vage nach oben. Er meinte das Arbeitszimmer seines Vaters. Dort waren eine Reihe von Beamten beschäftigt gewesen, in den zahlreichen Aktenordnern und Papieren nach einem Hinweis zu suchen. Gefunden hatten sie viel, doch nichts Konkretes, was auf den Mord schließen ließ.
»Ja, das haben Sie«, bestätigte die Kommissarin. Noch immer betrachtete sie das Gesicht des Mannes, das dem seines Vaters so ähnlich sah. »Sie haben uns wirklich sehr geholfen. Aber warum helfen Sie uns jetzt nicht mehr? Ihnen ist doch klar, daß zwischen dem Mord an Beate Hübner und dem an Ihrem Vater ein Zusammenhang besteht?«
»Nein.«
»Wo war Ihr Vater am Dienstag, dem 18. Oktober? An diesem Abend wurde Beate Hübner ermordet.«

»Das weiß ich nicht.«
»Hat er an diesem Tag bei Ihnen übernachtet?«
»Nein.«
Einen Terminkalender hatten sie nirgends gefunden. Wahrscheinlich hatte Alfons Stegmaier seine Verabredungen im Kopf und brauchte sich nichts aufzuschreiben.
»Wußten Sie, ob Ihr Vater Beate Hübner gekannt hat?«
»Ich weiß nicht, ob er sie gekannt hat. Gesehen hat er sie bestimmt.«
»Woraus schließen Sie das?«
»Sie kam ab und zu in den *Kupferkessel.*«
»Ach, das haben Sie uns noch gar nicht gesagt.«
»Sie haben ja nie danach gefragt.«
»Wie oft kam sie denn?«
»Selten. Das erste Mal, glaube ich, habe ich sie gesehen, als sie hier ihre Betriebsfeier abhielten. Später kam sie dann mit Kollegen. Es war immer eine Gruppe von fünf oder sechs Leuten. Ihr Freund war auch jedesmal mit dabei.«
»Hat Ihr Vater mit ihr gesprochen?«
»Ich glaube nicht. Meistens kam sie am Wochenende. Da ist es in der Gaststube immer sehr voll. Darum saß sie fast immer im Nebenzimmer.«
Von draußen hörten sie Motorengeräusch. Dann wurde dreimal kräftig auf die Hupe gedrückt. Stegmaier stand auf und ging zur Tür. Elfriede Schuhmann folgte ihm. Berger blieb am Tisch sitzen und studierte die Speisekarte.
Auf dem Parkplatz stand ein Mann, der gerade dabei war, den Kofferraum seines Autos zu öffnen. Er hob ein Biedermeierkästchen heraus und fragte: »Wo soll ich es denn hinstellen? Das hat euer Vater mir abgekauft, aber nie abgeholt.«
»Einen Moment.« Stegmaier ging ins Haus und kam mit einem Schlüsselbund zurück. Es war der Schlüsselbund, der seinem Vater gehört hatte, sie erkannte ihn an dem seltsamen Anhänger wieder. Zu dritt gingen sie über den Kiesweg zu einem scheunenartigen Gebäude, das ebenfalls im Fachwerkstil renoviert worden war. Eigentlich ging es Elfriede Schuhmann natürlich nichts an, welches Geschäft die beiden Männer abwickelten. Trotzdem war sie neugierig. Stegmaier probierte mehrere Schlüssel, bis er den richtigen fand. Er öffnete das runde Tor.
»Oh«, Elfriede Schuhmann war überrascht.
»Gell, da staunen Sie«, meinte lachend der Mann, der das Kästchen trug.

Sie staunte wirklich. Der Raum war angefüllt mit Antiquitäten. Alte Standuhren, Sofas, Vitrinen, Schränke und Truhen standen hier aufgereiht wie in einem Verkaufsraum. Alle waren sehr gut erhalten und vermutlich frisch renoviert.
»Schade«, meinte der Mann. Mit dem Taschentuch wischte er sich den Schweiß von der Stirn. »Wir haben immer gute Geschäfte miteinander gemacht.« Er zuckte mit den Achseln. »Na ja, da kann man nichts machen.«
Gemeinsam gingen sie wieder auf die Gaststätte zu. Der Wagen trug eine Stuttgarter Nummer.
»Sind Sie extra wegen dem Kästchen aus Stuttgart hierhergekommen?« fragte die Kommissarin.
»Nein, ich war sowieso in der Gegend, da dachte ich, ich bringe das Kästchen vorbei. Eigentlich wollte der Alfons es bei mir abholen, aber er ist dann doch nicht gekommen.«
»Wann war das?«
»So genau weiß ich das nicht mehr. Es muß ein paar Tage vor seinem Tod gewesen sein. Er hat gesagt, daß es spät werden könnte, weil er vorher noch etwas zu erledigen hatte. Ich habe dann bis halb elf auf ihn gewartet und bin dann ins Bett.«
»Am Dienstag?«
»Richtig. Meine Frau war da in der Gymnastikstunde.«
Das, was Alfons Stegmaier erledigt hatte, war bestimmt nicht vorbereitet gewesen. Vermutlich war er auf dem Weg, um das Kästchen abzuholen. Unterwegs sah er Beate Hübner, wie sie zur Straßenbahnhaltestelle ging oder gerade einstieg. Da entschloß er sich, mit ihr zu reden. Wie es weiterging, wußte Elfriede Schuhmann. Er folgte der S-Bahn, parkte und lief Beate Hübner nach, um mit ihr zu sprechen. Was dann passierte, war nicht geplant gewesen, sonst wäre Stegmaier losgefahren und hätte sich das Kästchen geholt. Vermutlich war er so durcheinander gewesen, daß er sofort nach Hause gefahren war.
Sie kehrten wieder zu dem großen Stammtisch zurück. Stegmaier füllte sich ein Glas mit Apfelsaft und fragte, ob er ihnen auch etwas anbieten dürfe.
Sie entschieden sich für ein Bier. Während Stegmaier zapfte, besah sie sich den Schlüsselbund, der auf dem Tisch lag. Elfriede Schuhmann nahm den Anhänger in die Hand und strich über das glatte Holz. Es war ein Türgriff aus Ebenholz, der irgendwann im 17. Jahrhundert entstanden sein mußte. Oben war ein Ring, der am Schlüsselbund befestigt war. Sie merkte, daß er sich bewegen ließ. Der Ring saß auf einer halbrunden Messingniete. Als sie näher hinsah,

entdeckte sie ein Gewinde. Den Kopf konnte man also abschrauben. Sie drehte den Knopf und betrachtete ihn von allen Seiten. In der Verlängerung der Niete entdeckte sie ein kleines Loch.
»Haben Sie etwas dagegen, wenn ich den Schlüsselbund mitnehme?«
»Nein«, antwortete Stegmaier und blickte ihr starr in die Augen.

»Raffiniert.« Berger war ganz aus dem Häuschen.
Sie saßen auf dem Polizeirevier, und Berger spielte schon über eine halbe Stunde mit dem Mechanismus. »Eine tolle Idee.«
»Wenn man bedenkt, was damit angerichtet wurde, finde ich die Idee ziemlich schlecht.«
Berger ging gar nicht darauf ein. »Paß auf«, erklärte er, »so wird es gehalten.« In der linken Hand hielt er den Türknauf. Er war sieben Zentimeter lang und lag bequem auf seinem Handteller. Der Befestigungsring zeigte nach hinten, der flache Teil, der an der Tür angebracht war, nach vorne.
»Das hier ist der Zündknopf«, erklärte Berger und deutete auf die Messingniete. »Man schraubt ihn ab und legt die Zündkapsel ein. Innen ist der Knauf hohl. Eine präzise Bohrung von einem Millimeter Durchmesser. In diesem Kanal lag die Fahrradspeiche, dreieinhalb Zentimeter lang, vorne zugespitzt. Gezündet wird die Kapsel durch kräftiges Ziehen am Befestigungsring. Hier«, er zeigte auf den flachen Teil, der normalerweise an der Türe befestigt ist, »tritt die Fahrradspeiche aus.«
»Mich wundert, daß dieses seltsame Gerät überhaupt funktioniert.«
»Es hat funktioniert.«
»Ja, leider. Beate Hübner könnte noch leben, wenn Stegmaier keine Vorliebe für exzentrisches Spielzeug gehabt hätte. Er hat bestimmt nervös an dem Türknauf herumgefingert. Irgendwie muß er an dem Befestigungsring gezogen haben, die Kapsel hat gezündet, die Fahrradspeiche hat sich gelöst und ist in den Körper von Beate Hübner eingedrungen. Sie war sofort tot.«
»Herbert Stegmaier muß davon gewußt haben; die ganze Zeit. Er hat uns erzählt, daß sein Vater für seltsame Waffen schwärmte, er hat uns das Blasrohr gezeigt, und er hat dich in sein Arbeitszimmer geführt, in dem der Schlüsselbund auffällig sichtbar auf dem Schreibtisch lag. Er hat uns ständig irgendwelche Hinweise gegeben, aber ohne etwas Konkretes zu sagen.«
»Das ist doch verständlich. Stell dir vor, wie ihm zumute gewesen sein muß, als er feststellte, daß sein Vater ein Mörder ist.«

Elfriede Schuhmann betrachtete den Mann, der ihr gegenübersaß. Er hatte ein schmales Gesicht mit regelmäßigen Zügen. Seine Lippen waren schmal und weich, die Nase kurz und am Jochbein etwas verbogen. Er war um einige Jahre älter als vor ein paar Tagen, als Elfriede Schuhmann ihn zum erstenmal gesehen hatte. Damals hatte er ernst und zuversichtlich in die Kamera gelächelt. Heute saß er bedrückt Elfriede Schuhmann gegenüber und starrte auf den Boden. Im Vergleich zu dem eleganten Tropitz wirkte er bieder und kleinbürgerlich. Das lag nicht nur an seinem Aussehen, sondern auch an der Art, wie er sich bewegte und wie er sprach. Seine Stimme klang langsam und schleppend, und man hatte das Gefühl, ihm bei der Wortwahl behilflich sein zu müssen.
»Wir haben uns eigentlich nur noch gestritten. Ständig hatte Beate etwas an mir auszusetzen«, sagte Martin Holdt. »Sie war unzufrieden mit mir und entdeckte ständig lauter negative Eigenschaften an mir. Plötzlich nannte sie mich schwerfällig, langsam, unbeholfen. Dabei kannten wir uns schon über acht Jahre. Wir saßen in der gleichen Berufsschulklasse.«
»Hat Beate Hübner jemals über ihren Vater gesprochen?« unterbrach die Kommissarin.
»Nein, Beate nicht. Nur ihre Mutter hat einmal eine Bemerkung gemacht. Sie hielt einen Bankauszug in der Hand und lachte und sagte: ›Da schlägt jemandem das Gewissen, dem man es gar nicht zutrauen würde.‹ Das Lachen klang nicht sehr fröhlich. Ich habe gefragt, was sie meinte, da hat sie geantwortet: ›Das ist eine lange Geschichte. Damals bin ich sehr dumm gewesen.‹ Dann hat sie gelächelt und gesagt: ›Ganz so dumm war es doch nicht, sonst wäre Beate nicht auf der Welt, und das wäre doch schade.‹ Da nahm ich an, es würde sich um Beates Vater handeln.«
Vermutlich war Holdt dabei gewesen, als Paula Hübner nach dem Selbstmord des Wirts vom *Winkelkeller* eine Überweisung erhalten hatte, die sie folgerichtig Alfons Stegmaier zuschrieb, kombinierte die Kommissarin.
Alfons Stegmaier mußte sich all die Jahre für den Vater von Beate gehalten haben.
»Wissen Sie, ob Beate Alfons Stegmaier kannte?«
»Ja, natürlich kannte sie ihn. Er hat ihr doch jedesmal einen Liebesbrief unter die Serviette gelegt.«
»Was«, rief Elfriede Schuhmann überrascht.
»Nein, das war natürlich ein Witz, den wir immer gemacht haben«, wehrte Holdt lächelnd ab. »Jedesmal, wenn wir zum Essen in den *Kupferkessel* gegangen sind, dann hat er sie mit den Augen ver-

schlungen. Wir haben uns immer lustig darüber gemacht und gesagt, daß er das nächstemal bestimmt einen Liebesbrief in die Serviette schmuggeln würde.«
»Alfons Stegmaier?« fragte die Kommissarin ungläubig.
»Ja. Wir saßen meistens in einer Gruppe von fünf oder sechs Leuten dort oben. Fast immer war es am Wochenende. Die Küche ist wirklich gut, wenn auch sehr teuer.«
»Und wie hat Beate Hübner auf diese Annäherungsversuche reagiert?«
»Zuerst hat sie das natürlich lustig gefunden; später ist es ihr peinlich geworden. Das ganze Lokal mußte es schon gemerkt haben, wie er immer herüberstarrte. Jedesmal, wenn wir beim Essen waren, hat er Beate einen riesigen Eisbecher spendiert. Der war so groß, daß wir ihn oft zu fünft nicht geschafft haben. Es war ein richtiges Kunstwerk mit Verzierungen, einem Papierschirmchen und allem möglichen Kram. Dabei hat er Beate nie angesprochen. Er hat sie immer nur angestarrt.«
»Waren Sie nicht eifersüchtig?«
»Nein, auf diesen Bauerntölpel bestimmt nicht.«
Das klang glaubwürdig. Soweit Elfriede Schuhmann es beurteilen konnte, hatte Beate Hübner kein Interesse an dem ihrer Meinung nach unbeholfenen alten Mann gehabt. Zur Konkurrenz für Holdt war der elegante, eloquente und weltgewandte Tropitz geworden. Gegen die Schwerfälligkeit Holdts hatte sie einen oberflächlichen Charakter eingetauscht, der sie nur als Spielzeug betrachtete.
Unklar war für Elfriede Schuhmann, daß Alfons Stegmaier sich in eine fünfundzwanzigjährige Frau verliebt haben und mit Eisbechern um ihre Gunst geworben haben sollte. Bestimmt war der alte Stegmaier in jüngeren Jahren ein Schürzenjäger gewesen, der sich nach außen streng moralisch gab, trotzdem aber keine Gelegenheit zu einem amourösen Abenteuer ausließ. Er hatte bestimmt über eine Portion derben Charmes verfügt und war nie still in einer Ecke gestanden, wenn er eine Frau auf sich aufmerksam machen wollte. Das, was Holdt erzählte, paßte überhaupt nicht zu dem Bild, das Elfriede Schuhmann von Alfons Stegmaier hatte. Holdt beschrieb einen schüchternen Mann, der im Umgang mit Frauen keine oder nur wenig Erfahrung besaß. Die Geschichte mit dem Eisbecher hätte eher zu einem Primaner gepaßt als zu einem beinahe siebzigjährigen Mann.
»Sie glauben also, daß Alfons Stegmaier in Beate verliebt war?«
»Er hat sie geradezu angehimmelt. Den ganzen Abend ist er hinter dem Fenster gestanden und hat zu uns herübergeschaut. Das ging

Beate irgendwann derart auf die Nerven, daß sie nicht mehr in den *Kupferkessel* wollte. Kurze Zeit später hat sie sich von mir getrennt. Da hat sie dann den *Kupferkessel* sowieso gemieden, um mir nicht mehr zu begegnen«, schloß er mit einem wehmütigen Lächeln.

Beate Hübner auf der Flucht vor Alfons Stegmaier. Sie steigt aus der S-Bahn, geht auf den Park zu und bemerkt, daß ihr der alte Mann folgt. Bisher war er immer nur schweigend dagestanden und hatte sie mit den Blicken verschlungen. Nun heftet er sich an ihre Fersen, um mit ihr zu sprechen, sie um etwas zu bitten, zu ihr zu sagen: »Ihr seid beide vom gleichen Blut.« Genau das war es. Das »ihr«, auf das kam es dem alten Stegmaier an. Plötzlich tauchte eine Frau auf, die er sein ganzes Leben lang vergessen wollte. Eine Frau, bei der er nie sicher war, ob sie nicht seine Tochter sein könnte. Pfiffig, wie er damals gewesen war, hatte er die Sache so hingebogen, daß nur der Wirt vom *Winkelkeller* der Vater sein konnte. Schließlich war es damals um die Moral und ums Geld gegangen. Aber irgendwie, tief in seinem Inneren, hat er den Gedanken an die Bedienung Paula Hübner nicht verdrängen können. Er sah sie mit ihrem Kind in dem Kuhnest sitzen, wußte, daß sie viel zu eingeschüchtert war, um dagegen protestieren zu können. Eigentlich hätte er sich sicher fühlen müssen. Trotzdem war da immer ein Rest von bitterem Geschmack auf der Zunge geblieben, wenn er an die Frau mit dem kleinen Kind dachte. Und dann, als er schließlich sein eigenes Gewissen zur Ruhe gebracht hatte – immerhin hatte er ein volles Jahr lang die Alimente übernommen –, tauchte diese Frau plötzlich auf und begann alles zu zerstören.

»Herr Holdt, Sie haben uns sehr geholfen«, sagte die Kommissarin. Holdt sah sie überrascht an. Sie verabschiedete ihn, griff zur Kaffeekanne und setzte Wasser auf.

»Heute nachmittag machen wir beide einen letzten Ausflug in den Lohbachwinkel«, teilte sie Berger mit.

»Ganz wie gnädige Frau wünschen«, antwortete er galant.

Elfriede Schuhmann verdrehte die Augen zur Decke und zog die Mundwinkel nach unten.

Die gewundene Straße glänzte vom Regen. Trotz des diesigen Wetters leuchtete das Herbstlaub. Hin und wieder sah man schon kahle Bäume. Das Lohbachtal lag still und verlassen da. In der Mitte ragte aus dem Nebel ein Erker des Fachwerkhauses auf. Mit den Händen auf das schmiedeeiserne Geländer gestützt, stand Herbert Stegmaier wieder auf dem Treppenabsatz und starrte in das Gebüsch, das den Parkplatz begrenzte.

Als sie um den runden Stammtisch saßen, bot Stegmaier Getränke an. Elfriede Schuhmann und Berger lehnten ab. Stegmaier füllte sich ein Glas mit Apfelsaft und setzte sich zu ihnen. Elfriede Schuhmann zog aus ihrer Tasche den Schlüsselbund und legte ihn in die Mitte des Tisches. »Warum haben Sie ihr eigentlich nie geschrieben?« fragte sie ohne Einleitung.
»Wen meinen Sie?«
»Das wissen Sie doch.«
»Nein.«
»Beate Hübner.«
»Ach so.«
»Haben Sie ihr geschrieben?«
»Ja, einmal.«
»Und dann?«
Er zuckte mit den Schultern.
»Hat sie Ihnen geantwortet?«
Herbert Stegmaier schwieg. Wie ein trotziges Kind blickte er vor sich auf den Fußboden. Mit unbeweglicher Miene saß er da.
»Wissen Sie, wie das funktioniert?« Sie deutete auf den Türgriff aus schwarzem Ebenholz. Das runde Holz verlockte dazu, daß man es in die Hand nahm und zwischen den Fingern drehte. Die glänzende Oberfläche hatte eine magische Wirkung. Es war eines jener Spielzeuge, die man unaufhörlich zwischen den Fingern wendete, ohne sich dessen bewußt zu sein. Das war auch das Gefährliche an dieser Waffe. Sie fühlte sich derart angenehm an, daß man ihre Funktion völlig vergaß. Auch der alte Stegmaier mußte mit seinem Schlüsselanhänger ständig gespielt haben. Daß er dabei eine Waffe in der Hand hielt, hatte er wahrscheinlich vergessen gehabt.
Stegmaier starrte auf den Schlüsselanhänger und schwieg.
»Es ist ganz einfach«, erklärte Berger, nahm den Schlüsselbund in die Hand und stellte sich mitten in den Raum.
»Stellen wir uns einmal vor, ich bin Ihr Vater«, mit kühler sachlicher Stimme begann er zu sprechen, so als wolle er vor einem Auditorium einen physikalischen Versuch demonstrieren. »Hier, in einem Meter Abstand, steht Beate Hübner. Um die Waffe abzufeuern, muß sie so gehalten werden.« Auf der ausgestreckten Hand hielt er Stegmaier die Schlüssel vor die Augen. »Der Befestigungsring muß nach innen zeigen, denn durch ihn wird das Geschoß in Bewegung gesetzt. Wenn ich jetzt kräftig daran ziehe, zündet das Schwarzpulver, die Fahrradspeiche wird abgeschossen, fliegt einen Meter und dringt von hinten in Beate Hübners Körper ein. Sie fällt ins Gras und ist sofort tot.«

Gespannt hatte Stegmaier die Vorführung beobachtet. Bei den letzten Worten hatte er die Hände an den Kopf gepreßt, so als wolle er sich Augen und Ohren gleichzeitig zuhalten.
»Wissen Sie, warum sie sterben mußte?« fragte die Kommissarin.
Stegmaier schwieg.
»Hat Ihr Vater nie mit Ihnen darüber gesprochen?«
Stegmaier starrte zu Boden, dann fuhr er sich mit beiden Händen durch die dichten Locken und zerrte daran, als wolle er sie ausreißen.
»Wir wollten heiraten.«
»Ach?«
»Ja, so war das.«
»Und Beate Hübner wollte das auch?«
»Ja.«
»Ich dachte, sie war da etwas zurückhaltender?«
»Nein, deswegen hat sie sich auch von ihrem Freund getrennt.«
»Von Martin Holdt?«
»Ja, sie ist in eine andere Wohnung gezogen und hat sich einen anderen Arbeitsplatz gesucht.«
»Weil sie heiraten wollte?«
»Ja.«
»Und wann wollten Sie heiraten?«
»Der Termin stand noch nicht fest. Beate brauchte noch etwas Zeit, um die Trennung von ihrem Freund zu verkraften. Ich wollte sie nicht drängen.«
»Haben Sie sich häufig getroffen?«
»Nein, eigentlich nicht. Aber ich habe ihr einen Brief geschrieben.«
»Hat sie geantwortet?«
»Ja.«
»Was hat sie geschrieben?«
»Geschrieben hat sie nicht.«
»Sondern?«
»Ich habe ihr geschrieben und einige Zeit gewartet. Als ich dann keine Antwort bekam, bin ich an einem Montag zur Drogerie, wo sie arbeitet, und habe gewartet.«
»Da haben Sie sich mit ihr ausgesprochen?«
»Ja.«
»Was kam dabei heraus?«
»Daß wir noch etwas warten.«
Konnte es wirklich sein, daß Herbert Stegmaier sich einbildete, Beate Hübner habe sich seinetwegen von Holdt getrennt? Wenn sie

sich schon über Holdts Schwerfälligkeit und Unbeholfenheit geärgert hatte, wieviel schlimmer mußte sie erst Stegmaier beurteilt haben? Im Vergleich zu Holdt wirkte Stegmaier bäuerlich und plump. Es war kaum anzunehmen, daß die ungeschickten Werbeversuche bei Beate Hübner Erfolg gehabt hatten. Holdt hatte erzählt, daß sich die Gruppe anfangs köstlich über Stegmaier amüsiert hatte. Daß Stegmaiers Vater ebenfalls in der Gaststätte saß, davon wußte Holdt nichts. Dadurch war es auch zu der Verwechslung zwischen Vater und Sohn gekommen. Um nicht ständig von Stegmaier bedrängt zu werden, hatte Beate Hübner vermutlich erzählt, sie brauche Zeit, um die Trennung von Holdt zu verkraften. Vielleicht erschien es ihr zu grausam, ihm eine klare Abfuhr zu erteilen. Stegmaier jedoch schöpfte daraus neue Hoffnung. Er war bereit zu warten, bis sich Beate für ihn entscheiden würde. Obwohl er ständig für viele Menschen kochte, kam er kaum mit Menschen zusammen. Er kannte sie nur als Gäste, die seine Küche lobten.
»Ihr Vater war gegen diese Heirat?«
»Ja.«
»Hat er Ihnen den Grund gesagt?«
»Er hat immer einen Grund gefunden, wenn er etwas nicht wollte. Und er hat immer seinen Kopf durchgesetzt. Diesmal jedoch sollte er der Verlierer sein, denn bisher habe jedesmal ich nachgegeben.«
»Warum hat er Beate abgelehnt?«
»Er hat tausend Sachen gewußt. Ich solle noch nicht heiraten, sondern warten, bis das *Lamm* in Wildeppenrieth umgebaut ist. Das hat er gesagt, obwohl ich eigentlich dagegen war, noch eine zweite Gaststätte zu eröffnen. Aber auf mich hat der Vater nie gehört. Ihm ging es immer nur darum, möglichst viel Profit herauszuschlagen – und seinen Willen durchzusetzen. Dann hat er gesagt, ich soll eine Frau heiraten, die etwas vom Gastgewerbe versteht.«
»Sie sind nicht sehr gut mit Ihrem Vater ausgekommen?«
»Doch. Früher jedenfalls. Aber sobald ich angefangen habe, etwas anderes zu tun, als er wollte, gab es Streit.«
»Und wegen Beate gab es auch Streit?«
»Ja. Es verging kein Tag, an dem er nicht versucht hat, etwas Schlechtes über sie zu sagen. Aber deshalb habe ich nur um so fester zu ihr gehalten. Nichts auf der Welt hätte mich dazu gebracht, nachzugeben.«
Er schwieg und sah nachdenklich zu Boden. Es mußte das erste Mal gewesen sein, daß Alfons Stegmaier auf echten Widerstand gestoßen war. Bisher hatte er es immer als selbstverständlich angese-

hen, daß alles nach seiner Pfeife tanzte. Doch diesmal war es für ihn besonders wichtig, daß er sich durchsetzte. Es wäre für ihn mit seinem Gewissen unvereinbar gewesen, wenn sein eigener Sohn seine mutmaßliche Tochter geheiratet hätte. Inzest, das hätte er nicht verkraftet. Herbert dagegen wollte endlich beweisen, daß er in der Lage war, sich von seinem Vater zu lösen.
»Sie wollten mit ihr ein neues Leben anfangen?«
»Ja, und wir hätten es geschafft.«
»Doch Ihr Vater hat sie Ihnen weggenommen.«
»Ja.«
»Und darum haben Sie ihn gehaßt.«
»Ja. Aber ich glaube, ich habe ihn schon immer gehaßt. Schon als Kind. Ich sehe ihn noch deutlich vor mir, wie er breitbeinig in der Küche steht, die Hände in die Hüften stemmt und mich anbrüllt. Einen Versager hat er mich genannt, weil mich einmal eine Horde von Kindern verprügelt hat, eine Memme, weil ich mich ein andermal nicht in den dunklen Keller getraut habe. So ging es die ganzen Jahre hindurch. Immer wußte er alles besser. Immer machte ich nur das, was er wollte. Immer...« Verzweifelt schlug er die Hände vors Gesicht. Elfriede Schuhmann und Berger warteten, bis er sich wieder gefaßt hatte.
»Ich habe ihn gehaßt«, sagte Stegmaier mit ruhiger, sachlicher Stimme.
»Darum mußte er sterben«, ergänzte die Kommissarin.
Verwundert blickte Stegmaier hoch und forschte im Gesicht der Frau. Unbeweglich schauten sich beide an. Stegmaiers linkes Augenlid begann zu flattern. Nach heftigem Zwinkern zuckte es nervös wie die Flügel eines gefangenen Vogels.
»Sie haben einen Fehler gemacht«, sagte Elfriede Schuhmann. »Sie haben uns so sehr geholfen, daß Ihnen gar nicht aufgefallen ist, daß Sie einen Fehler gemacht haben.«
Stegmaier reagierte nicht.
»Sie haben uns mehrmals auf die Mordwaffe aufmerksam gemacht. Das erstemal, als sie uns das afrikanische Blasrohr zeigten, das zweitemal, als Sie mich in das Arbeitszimmer Ihres Vaters führten. Warum haben Sie eigentlich den Schlüsselanhänger nicht dort gelassen, wo er war?«
Stegmaier antwortete nicht.
»Haben Sie geglaubt, wir würden ihn nicht beachten, ihn übersehen?«
Wieder reagierte er nicht.
»Wir sollten den Schlüsselanhänger finden. Darum haben Sie ihn

so plaziert, daß wir ihn auch tatsächlich gefunden haben. Aber das war ein Fehler. Wenn Ihr Vater den Schlüsselanhänger immer bei sich trug, dann fällt es natürlich auf, wenn er am Tag, an dem er erschlagen wird, den Anhänger nicht bei sich hat. An diesem Schlüsselbund«, sie deutete in die Mitte des Tisches, wo er noch immer lag, »war früher auch der Autoschlüssel befestigt. Als Ihr Vater auf dem Zirbelberg mit Beate Hübner sprechen wollte, war er jedenfalls dort.«
Berger hatte bisher geschwiegen. Er war eigentlich nur Beobachter. Plötzlich fragte er: »Wissen Sie, warum Ihr Vater mit Beate sprechen wollte?«
»Er wollte uns auseinanderbringen.«
»Das stimmt.« Berger sprach mit ruhiger Stimme. »Er mußte unter allen Umständen verhindern, daß Beate Ihre Frau wird. Wissen Sie, warum?«
Stegmaier schwieg.
»Ich werde es Ihnen sagen: Er glaubte, Beate Hübner sei seine uneheliche Tochter.«
Es dauerte noch einige Sekunden, doch dann war die Information angekommen. Stegmaier fiel in sich zusammen wie eine Marionette, deren Fäden man durchtrennt hatte. Elfriede Schuhmann sah Berger mit gerunzelten Augenbrauen an. Mit Zeige- und Mittelfinger glättete sie dann die Falten auf der Stirn. Das war ein Knockout, wie Berger ihn gern hatte. Dem Feind, wenn er am Boden lag, noch den Fuß ins Genick zu stellen.
»Das ist doch nicht wahr«, stammelte Stegmaier.
»Doch«, erklärte Elfriede Schuhmann. »Allerdings kann man davon ausgehen, daß sich Ihr Vater geirrt hat. Er hat es nur angenommen.«
Verwirrt starrte Stegmaier die beiden an. Man merkte, wie er versuchte, in seinem Kopf aus tausend Einzelstücken ein Mosaik zu gestalten, das ein klares Bild ergab. Doch die Teilchen wollten nicht zusammenpassen. »Und Beate?«
»Die wußte davon nichts«, beruhigte sie ihn. Dann stand sie auf, ging zum Tresen und füllte ein Glas mit Apfelsaft. Sie stellte es vor Stegmaier auf den Tisch. Mit gierigen Schlucken, als sei er dem Verdursten nahe, trank er es aus. Das leere Glas hielt er in beiden Händen, wendete und drehte es. Plötzlich entglitt es den unruhigen Fingern. Es rollte zu Boden, zerbrach aber nicht. Stegmaier starrte das Glas an, sprang auf, lief einige Schritte, holte mit dem Fuß aus und versetzte dem Glas einen Tritt, als wäre es ein Ball. Splitternd flogen die Scherben nach allen Seiten.

Berger war aufgesprungen. Vermutlich rechnete er mit einem Angriff Stegmaiers oder mit einer überhasteten Flucht.
»Bleib sitzen«, befahl die Kommissarin leise. Zögernd setzte sich Berger zurück auf die Bank und beobachtete Stegmaier. Wie ein verwundetes Tier taumelte er durch die Sitzreihen. Dann griff er mit beiden Händen nach einem Stuhl, schwang ihn über dem Kopf und schmetterte ihn mit voller Wucht gegen das Fenster. In der Fensternische splitterte Holz, zwei Blumentöpfe fielen zu Boden, die Scheibe des geteilten Fensters zersprang. Der Vorhang blähte sich durch einen Windstoß, der kalt in den Raum drang. Das schien Stegmaier zu ernüchtern. Er machte kehrt und ging mit nun sicherem Schritt auf seinen Platz zurück.
Er schwieg eine Weile, dann sagte er: »Ich habe ihn erschlagen... erschlagen wie einen räudigen Hund. Er hat nichts Besseres verdient.«
Nun schwiegen sie wieder.
»Er war ein Tyrann, ein alter, selbstherrlicher Tyrann. Machthungrig, stur und böse. Er hat mir Beate weggenommen. Mit ihr wäre alles anders geworden. Dann hätte er nicht mehr dort oben sitzen und sein Gift versprühen können.« Er deutete in Richtung Zimmerdecke und meinte vermutlich das Arbeitszimmer seines Vaters. »Ich wußte sofort, daß nur er es gewesen sein konnte. Die Nadel im Herzen, sie konnte nur von seiner Waffe stammen. Und er wollte nach Stuttgart an diesem Tag, das wußte ich.« Er sprach nüchtern und sachlich, als berichte er von einem alltäglichen Erlebnis. »Er ist mir aus dem Weg gegangen. Drei Tage lang. Ich mußte mit ihm sprechen, unbedingt. Doch er ist mir nur noch aus dem Weg gegangen.«
»Warum haben Sie mitten auf der Straße auf ihn gewartet?« fragte die Kommissarin.
»Ich weiß es nicht. Am Freitagabend saß er im *Lamm* bei seiner Fußballmannschaft. Im *Kupferkessel* war es an diesem Tag verhältnismäßig ruhig. Kurz nach Mitternacht sind die letzten Gäste gegangen. Plötzlich mußte ich aus dem Haus. Ich habe mich in das Auto gesetzt und bin losgefahren. Irgendwann habe ich mitten auf der Straße angehalten. Ich bin ausgestiegen, habe mich an das Auto gelehnt und habe gewartet.«
»Auf was haben Sie gewartet?«
»Das weiß ich nicht. Ich habe einfach gewartet.«
»Aber Sie wußten, daß Sie auf dieser Straße Ihrem Vater begegnen würden.«
»Ich habe oft über diese Nacht nachgedacht. Aber ich habe nur sehr

verschwommene Erinnerungen. Alles kommt mir vor wie ein Film, den ich vor vielen Jahren gesehen habe und der mir nur noch bruchstückhaft im Gedächtnis ist.«
»Wie lange sind Sie auf der Straße gestanden?«
»Das kann ich unmöglich sagen. Irgendwann jedenfalls sah ich Autoscheinwerfer auf mich zukommen. Das Auto hat angehalten, und mein Vater ist ausgestiegen.«
»Und dann?«
»Dann bin ich auf ihn zugegangen und habe ihn erschlagen.«
»Woher hatten Sie das Eisenrohr?«
»Ich glaube, es lag im Gras.«
»Wann haben Sie es bemerkt?«
»Ich weiß nicht. Irgendwann habe ich es jedenfalls gesehen.«
»Warum haben Sie die Schlüssel an sich genommen?«
»Als er im Gras lag, bin ich zu seinem Auto zurück. Ich habe das Licht ausgeschaltet und den Motor abgestellt.«
»Warum?«
Stegmaier zuckte mit den Achseln. Elfriede Schuhmann hatte das Gefühl, daß er über eine Sache sprach, die ihn eigentlich nichts anging. Er wirkte so, als wäre er bemüht, in einer für ihn fremden Angelegenheit Auskunft zu geben, aber nicht genügend Informationen habe, um die Frage vollständig zu beantworten.
»Ich weiß nur, daß ich vom Schlüsselbund den Autoschlüssel abgenommen und ihn wieder ins Zündschloß gesteckt habe. Der Schlüsselanhänger war der Beweis für seinen Mord, und alle Welt sollte erfahren, daß er ein Mörder war. Darum habe ich ihn eingesteckt. Aber ich glaube, das habe ich mir erst später überlegt.«
»Nirgends wurden Fingerabdrücke gefunden. Sie müssen also Handschuhe getragen haben.«
»Ja, sie lagen im Handschuhfach.« Plötzlich lachte er. »Sie waren ein Geschenk meines Vaters.«

»Hat er wirklich geglaubt, daß Beate Hübner ihn heiraten wollte?«
»Ja.« Elfriede Schuhmann saß im Schneidersitz auf dem Fußboden. Mit dem Rücken lehnte sie an dem Knie von Hans-Peter Groß. Den Kopf hatte sie zurückgelehnt und konzentrierte sich ganz auf die Hände, die ihr Haar und ihr Gesicht streichelten.
»Aber er muß doch gemerkt haben, daß die Frau nichts von ihm wissen wollte.«
»Ich vermute, daß die Frau nur zweitrangig war. Der Konflikt bestand zwischen ihm und seinem Vater. Es war ihm nie gelungen,

sich aus der Vormundschaft des alten Mannes zu befreien. Nun taucht diese Frau auf. Alle seine Wünsche, Träume und Sehnsüchte projiziert er in sie hinein. Durch sie, so glaubt er, würden alle seine Probleme gelöst werden. Er träumt plötzlich von einem anderen Leben, in dem sein Vater keine Macht mehr über ihn hat. Je mehr sein Vater sich gegen diese Frau wehrt, desto stärker fühlt sich Herbert zu ihr hingezogen.«
»Aber er hat sich doch selbst betrogen.«
»Ja, aber das hat er nicht gewußt. Für ihn gab es nur noch den Befreiungsversuch aus der Umklammerung des Vaters. Als Beate tot war und sie ihm nicht mehr helfen konnte, hat er sich selbst geholfen.«
»Mit Mord«, konstatierte Groß.
»Totschlag«, verbesserte sie.
»Was kriegt er dafür?«
Sie zuckte mit den Achseln.
»Das arme Schwein«, sagte Groß.
Elfriede Schuhmann sagte nichts. Was hätte sie auch sagen sollen.